专家告诉您：
辅助生育这样做

主　编　张学红　王　薇

副主编　马晓玲　胡俊平

编　者（以姓氏笔画为序）

马晓玲　王　薇　王丽蓉　王建文　许晓娟　杨　柳

沈豪飞　张学红　张宝丽　赵　翠　赵小东　赵金珠

胡俊平　袁　月　殷丽学　常亚丽　梁兰兰　葛　亮

人民卫生出版社

·北　京·

图书在版编目（CIP）数据

专家告诉您：辅助生育这样做/张学红，王薇主编
—北京：人民卫生出版社，2022.11
ISBN 978-7-117-33863-9

Ⅰ.①专… Ⅱ.①张…②王… Ⅲ.①试管婴儿-普及读物 Ⅳ.①R321-33

中国版本图书馆CIP数据核字（2022）第200081号

人卫智网	www.ipmph.com	医学教育、学术、考试、健康，购书智慧智能综合服务平台
人卫官网	www.pmph.com	人卫官方资讯发布平台

专家告诉您：辅助生育这样做
Zhuanjia Gaosu'nin: Fuzhu Shengyu Zheyangzuo

主　　编：张学红　王　薇
出版发行：人民卫生出版社（中继线 010-59780011）
地　　址：北京市朝阳区潘家园南里 19 号
邮　　编：100021
E - mail：pmph @ pmph.com
购书热线：010-59787592　010-59787584　010-65264830
印　　刷：北京铭成印刷有限公司
经　　销：新华书店
开　　本：889 × 1194　1/32　印张：7.5　插页：2
字　　数：173 千字
版　　次：2022 年 11 月第 1 版
印　　次：2023 年 1 月第 1 次印刷
标准书号：ISBN 978-7-117-33863-9
定　　价：39.00 元
打击盗版举报电话：010-59787491　E-mail：WQ @ pmph.com
质量问题联系电话：010-59787234　E-mail：zhiliang @ pmph.com
数字融合服务电话：4001118166　E-mail：zengzhi @ pmph.com

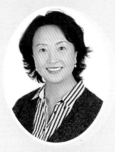

张学红

主任医师，教授，博士研究生导师。

担任国家人类辅助生殖技术评审组专家，中华医学会生殖医学分会第一、二、三届常务委员，中国妇幼保健协会辅助生殖技术监测与评估专业委员会副主任委员，中国妇幼保健协会妇儿健康临床标准与规范分会妇幼健康大数据标准与规范专业学组常务委员，中国优生科学协会生殖医学与生殖伦理学分会常务委员，中国妇幼保健协会生育力保存专业委员会副主任委员，中华中医药学会优生与不孕防治创新发展联盟副主任委员，中国医师协会生殖医学专业委员会中西医结合学组副主任委员，中华医学会妇产科学分会内分泌学组委员，中华医学会妇产科学分会绝经学组委员等。

主要致力于生殖内分泌、辅助生殖技术及围绝经期健康维护的临床和相关基础研究。创建西北地区首家生殖医学中心，带领团队填补了"试管婴儿"研究领域西北地区的多项技术空白。承担国家级、省部级课题 50 余项。担任《中华生殖与避孕杂志》《生殖医学杂志》CLIMACTERIC、《兰州大学学报》《人类生殖医学前沿》杂志编委。主编及参编专著 4 部，译著 2 部。

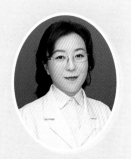

王薇

　　医学博士，副主任医师，硕士研究生导师。"兰州大学临床医学青年人才建设计划"首批成员，兰州大学第一医院生殖医学中心青年骨干。

　　擅长生殖内分泌常见病、多发病的诊断和治疗，男、女性不孕不育症的诊断和治疗，以及辅助生殖技术的临床实施。发表 SCI 及 CSCD 论文 20 余篇，主编及参编书籍 2 部，主持、参与完成省部级科研项目 9 项。

前　言

　　近年来，我国的生殖医学发展日新月异，为无数个不孕不育家庭带来了生命的希望，圆了他们的求子之梦。我国每年实施试管婴儿近 100 000 例，耗资近 30 多亿元，但是抱婴率仅 25% 左右。不孕不育患者病情复杂多样，治疗过程涉及夫妇双方，治疗流程和环节复杂，患者需要辗转治疗，耗时耗力，而且目前大多数患者对辅助生殖技术的认识远远跟不上辅助生殖技术的发展，以至于他们在就诊时紧张、焦虑、疑惑重重，不仅会耽误治疗，而且影响治疗效果。作为人类辅助生殖技术培训基地，兰州大学第一医院生殖医学中心积累了许多有关不孕不育诊治的宝贵经验，并长期为不孕不育患者提供详尽的辅助生殖科普知识宣教。为了让更多的患者了解生殖相关知识，给患者提供正确的专业信息和就医指导，帮助患者解除疑虑，提高患者的依从性，达到让每一位患者满意、轻松的治疗效果，本中心联合妇科、男科、胚胎实验室、遗传实验室以及中医多位医护专家撰写此书，以问答的形式全面讲解不孕不育的相关知识，希望能够借助此书，让不孕不育患者正确认识及对待不孕不育，让他们的求子之路更加宽阔、平坦。

　　本书内容深入浅出，知识点丰富、全面，涉及女性生殖基础知识、女性不孕、男性不育、辅助生殖技术、不孕不育与中医、不孕不育与营养、不孕不育与心理和不孕不育与遗传等内容，是一本将男科与妇科、临床与护理、中医与西医相结合的实用参考书，适用于不孕不育患者及广大生殖医学专业医护人员参阅。在此特别感谢兰州大学第一医院生殖医学中心全体医护人员对本书编写工作给予的大力支持。

本书出版之际，恳切希望广大读者在阅读过程中不吝赐教，如有疑问欢迎发送邮件至邮箱 renweifuer@pmph.com，或扫描封底二维码，关注"人卫妇产科学"，对我们的工作予以批评指正，以期再版修订时进一步完善，更好地为大家服务。

主编

2022 年 12 月

目录

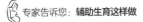

第一章 女性生殖基础知识

第二章 女性不孕

第二节 女性不孕初步自查

第三节 不孕不育的检查

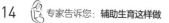

第四章 辅助生殖技术

第四章

辅助生殖技术

第六章

不孕不育与营养

第七章

不孕不育与心理

第八章

不孕不育与遗传

第一节　出生缺陷

第二节　染色体病

第八章
不孕不育与遗传

第一章　女性生殖基础知识

第一节　生殖系统

1．哪些部分组成了女性的生殖器官？

女性生殖系统包括内、外生殖器官。女性内生殖器指生殖器内的部分，包括阴道、子宫、输卵管及卵巢，后两者称为附件，我们通常所说的"附件炎"指的就是输卵管和／或卵巢的炎症。外生殖器指生殖器官外露部分，又称外阴，包括耻骨联合至会阴及两股之间的组织，如阴阜、大阴唇、小阴唇、阴蒂、阴道前庭。

2．女性生殖器官都有什么作用？

阴道是经血排出和胎儿自母体娩出的通道，也是性交器官。子宫是孕育胎儿和产生月经的器官。输卵管为一对细长、弯曲的肌性管道，全长 8～14cm，是精子和卵子相遇受精的场所，也是向子宫腔运送受精卵的通道。输卵管最细的部位直径为 0.9mm，相当于 10 根头发丝的粗细，受到各种炎症因子的影响很容易发生粘连、堵塞。输卵管伞部开口于腹腔，开口处有许多指状突起，就像人的"手"一样，具有"拾卵""抓卵"的作用。

（袁月）

第二节　月经

1. 什么是月经？月经来自于哪里？

月经是指伴随卵巢周期性变化而出现的子宫内膜周期性脱落及出血。人们往往认为月经只是子宫出血，却不知道女性生殖内分泌轴的统领作用才是关键所在。"总司令"是中枢神经系统，大脑皮质传递信号给下丘脑，下丘脑释放激素作用于垂体，垂体分泌激素进入血液作用于卵巢，卵巢上的众多卵泡收到上级的信号后被募集，进一步选出一颗优势卵泡，随着优势卵泡的发育，不断有雌激素产生，促进子宫内膜生长，雌激素水平在排卵前达到高峰。月经中期排卵后会形成黄体，黄体继而分泌孕激素与雌激素，促进子宫内膜进一步发育。未妊娠状态下，黄体的功能仅维持 14 天左右，随着雌孕激素水平下降，子宫内膜中的血管收缩，内膜坏死而脱落，引起出血，便形成月经。

2. 月经来潮是什么样的？

第一次来月经的年龄一般在 13～15 岁，若发育早，也可能在 11～12 岁，若发育晚，可推迟到 15～16 岁。但一般不应晚于 16 岁，若 16 岁还未月经来潮则应该到医院查找原因。近年来，月经初潮年龄普遍有提前的趋势。正常月经具有显著的周期性。经血的颜色为暗红色，在血液中混有脱落的子宫内膜、炎症细胞、宫颈黏液、脱落的阴道上皮细胞等，通常为不凝血，有时因出血速度快也可形成血块，所以，见到卫生巾表面有肉丝样物质时无需紧张。月经来潮是一种正常的生理现象，一般无明显特殊症状，但部分女性会有下腹及腰骶部坠胀感，可通过热敷等方式缓解症状。

3．月经量变少了会不会影响怀孕？

正常月经的量大约为 20～60ml，一次月经量少于 5ml 就算月经过少。很多女性觉得自己月经量偏少，有时只是一种错觉。月经量的多少与子宫内膜厚度密切相关，比较准确的判断内膜厚度的办法就是在月经中期，围排卵期阴道超声检测内膜厚度，正常应>8mm，大部分女性月经中期内膜厚度都会>10mm。若因人工流产、药物流产造成宫腔粘连、宫内感染，会使子宫内膜受损，导致内膜发育不良，月经量过少，这种情况就会显著影响怀孕，一方面不容易怀孕，另一方面容易发生流产。子宫内膜就像土壤，胚胎就像种子，如果土壤贫瘠，种子难以发芽。另外，盆腔结核、子宫内膜结核也会影响子宫内膜，导致月经量减少，子宫内膜容受性降低。排除上述原因外，还需要考虑内分泌原因，例如高泌乳素血症也会引起月经量减少，并带来黄体功能不全等易于流产的并发症。

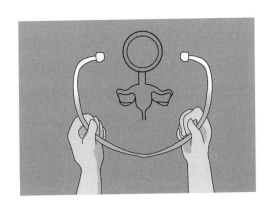

4. 如何计算月经周期与排卵日？

女性月经周期以月经来潮第一天为周期的开始，到下次月经来潮为止。周期的长短因人而异，21～35 天不等，平均约为 28 天。月经来潮的持续时间一般为 2～8 天，平均 5 天。月经周期以排卵日为分隔，分为排卵前的卵泡期与排卵后的黄体期。卵泡期长短不固定，但黄体期固定约为 14 天，所以决定月经周期长短的为卵泡期而不是黄体期。以月经规律、月经周期为 28 天的女性为例，正常情况下，黄体期长短固定，约为 14 天，故排卵发生在月经周期第 14 天。但是很多育龄期女性月经周期并不是 28 天，所以，排卵并非发生在月经周期第 14 天。以月经周期为 35 天的女性为例，排卵发生在月经周期第 21 天，也就是说她的卵泡期延长，但黄体期是固定的。如果月经周期不规律，可以使用测排卵试纸或去医院用阴道超声监测卵泡发育，更为准确。

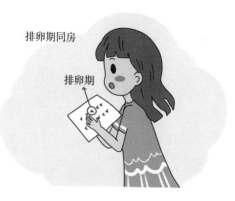

排卵期同房

排卵期

（王薇　袁月）

第三节　卵泡发育与排卵

1．卵巢上到底有多少个卵泡？

纵观女人的一生，其卵巢上卵泡储备最多的时候当属其在母体里发育到20周左右的时候，双侧卵巢共有约600万～700万个卵泡，出生时减为100万～200万个，在儿童期卵泡继续闭锁减少，到青春期约为30万～40万，自25岁左右开始出现明显下降趋势，35岁左右时陡然下降。但是这些卵泡并不能在超声下监测到，超声下可监测到的仅仅是被募集出来的卵泡。

2．女性每个月会排几个卵子？女性一生中总共会排多少个卵子？

在女性的一生中约有400～500个卵泡发育成熟并排出，仅占青春期总卵泡数的千分之一。在每个月经周期大约有20～30个卵泡被募集，经过优势卵泡的选择，最终只有1个卵泡发育成熟并排出，极少数情况下会排出2～3个卵泡，如果受孕就可能会孕育双胞胎或多胞胎。

3．卵泡是怎样发育的？

与子宫内膜的周期性变化一样，卵巢也有自己的周期，从青春期开始至绝经前，卵巢在形态和功能上会发生周期性的变化，称为卵巢周期。卵泡是卵巢的基本功能单位。未发育的卵泡称为原始卵泡, 每一个原始卵泡中有一个卵母细胞, 周围被一层扁平细胞所包绕, 就像围着一群 "保镖" 一样。卵泡自开始生长到最后排出需要大约 85 天的时间, 并非我们想象中的从月经第一天开始发育。在这 85 天的时间中, 卵泡在结构与功能上都经历着巨大的变化, 包括募集、选择、优势化及非优势卵泡的闭锁。

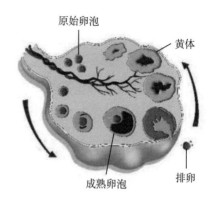

4. 什么是卵泡募集?

　　从阴道超声下监测到的卵泡大约是从 2 个月前就开始启动发育了。在月经第 1~4 天, 窦前卵泡中的次级卵泡由于周围的单层颗粒细胞上受体的出现, 对促性腺激素的敏感性改变。受体数量不同, 导致各个卵泡对促性腺激素的反应性不同。每个月经周期大约有 20~30 个卵泡进入募集, 称为卵泡簇。

5. 什么是卵泡选择?

　　卵泡选择也称为优势卵泡的选择, 这是卵泡发育过程中除募集外的另一次选择, 如果说前次的募集是选出一支 "精锐部队" 的话, 那么这次的优势卵泡的选择就是 "万里挑一"。被募集后的卵泡有 2 种结局: 要么发育成为优势卵泡, 要么闭锁。大约在月经周期的第 7 天, 卵泡簇受到促卵泡生成素 (follicle stimulating hormone, FSH) 的影响, 开始生长发育, 但它们中的个别卵泡有着丰富的 FSH 受体,对 FSH 的阈值要求低，换言之，较低浓度的 FSH 即可满足它发育的需要，它将优先发育成为优势卵泡。表现为卵泡体积增大，卵泡液分泌增多，卵泡分泌的雌二醇（estradiol，E_2）增加，当 E_2 达到一定水平后，会反馈抑制下丘脑及垂体对 FSH 的分泌，造成 FSH 的分泌减少，此时其他卵泡表面的 FSH 受体数量低于优势卵泡表面的 FSH 受体数量，当 FSH 分泌减少后，更加无法达到它们发育的阈值，因此开始逐渐闭锁。这种精确的调控机制掌控着卵泡的发育与排出。

6．什么是排卵？排卵如何实现？

当卵泡发育成熟后，其分泌的雌激素在循环中达到峰值，对下丘脑起到正反馈作用，使促性腺激素大量释放，出现促黄体生成素（luteinizing hormone，LH）峰，大约在 LH 出峰后的 36 小时后，卵母细胞及包绕在它周围的卵丘颗粒细胞一起排出到盆腔，此过程称为排卵。排卵需要具备三个重要条件：第一，优势卵泡要正常的发育；第二，需要有 LH 峰的诱导；第三，卵巢周围不能有严重的粘连。

7．什么是黄体？

黄体是排卵后由卵泡迅速转变成的富含血管的腺体样结构，在促黄体生成素 LH 的作用下，体积增大。黄体细胞以颗粒细胞占多数，细胞大，分泌孕酮；卵泡膜黄体细胞小，大部分位于黄体外周，细胞较少，分泌雌激素。黄体存在时间的长短，取决于排出的卵子是否受精，若卵子未受精，黄体仅维持 2 周即发生萎缩，黄体退化后变成白色的结缔组织瘢痕，叫白体；若卵子受精成功并开始妊娠，黄体继续增长，分泌孕酮的功能直到胎盘功能建立后才逐渐被代替，逐渐萎缩。未受精形成的黄体称月经黄体，受精后的黄体则为妊娠黄体。

8．黄体期有多长?

黄体期是指排卵后到下次月经来潮前一天的这段时间。正常情况下，黄体期为 14 天。如果黄体的寿命短于 10 天，即黄体期短于 10 天，则可能为黄体功能不全，导致孕激素分泌不足，临床表现为月经周期缩短，不易受孕，容易发生流产。如果使用基础体温测定的方法来判断黄体期长短的话，若高温相≤10 天，则高度怀疑黄体期缩短。因为孕激素的分泌呈脉冲式释放，所以暂不可通过黄体中晚期的一次测定结果作出诊断。当怀疑患者存在黄体功能不足或曾经发生过早期流产等，需及时补充孕酮（progesterone，P）。

9．月经规律是否说明排卵规律?

月经周期规律的女性并非每个月经周期都有排卵，部分女性每年会有 2~3 个月经周期无正常排卵，但却按时月经来潮。故无法将月经规律等同为排卵规律。如果想要监测排卵，可以去医院，在阴道超声下监测卵泡的发育情况，或在预计的排卵日后抽血测定孕激素水平，若孕激素＞5ng/ml，则说明本次月经周期有排卵。

10．排卵正常是否说明输卵管正常?

排卵是由卵巢完成的，排卵这个过程并不需要输卵管的辅助，仅是指卵泡发育成熟后排出到卵巢表面进入盆腔。输卵管是否通畅需要进行相关的专业检查，如子宫输卵管造影等。如果将卵巢比喻为一颗苹果树，那么输卵管就像在树下等着"捡"苹果的那双手，苹果的掉落与这双手是没有必然联系的，但是没有这双手，苹果只能掉落在地上腐烂掉。

（王薇 袁月）

第四节 性激素及月经周期调控

1．垂体分泌的促性腺激素包括哪些激素？

促性腺激素包括两种激素：促卵泡生成素及促黄体生成素。正如激素名称所示，FSH 的功能主要是促进卵泡发育，LH 的功能是促进卵泡排出、促进黄体形成和维持黄体功能。

2．卵巢合成的性激素有哪些？

卵巢合成分泌的性激素有雌激素、孕激素和少量的雄激素。

3．雌激素有哪些生理作用？

谈及雌激素，大家都知道，女性之所以身材凹凸有致、细声细语、皮肤细腻、风姿卓越都离不开雌激素的作用，但殊不知，除此之外，雌激素可对抗破骨细胞，促进钙盐和磷盐在骨质内的沉积，保护骨骼健康；它可以调节肝脏胆固醇合成酶的活性，降低低密度脂蛋白水平、升高高密度脂蛋白水平，对血脂水平有一定的调节作用；并且可以直接作用于心脑血管，有利于血管内皮的修复，保持血管张力，促进血流稳定，促进神经细胞的生长与分化及再生。故女性在绝经后身体整体健康水平降低，衰老较同年龄段的男性更明显，就是因为失去了雌激素这把保护伞的庇护。

4．孕激素有哪些生理作用？

孕激素，顾名思义其生理功能与怀孕密切相关。孕激素对子宫内膜的作用表现为拮抗雌激素作用，限制子宫内膜增生，使子宫内膜从增生期转化为分泌期，为受精卵铺设温床。它可以降低子宫平滑肌的兴奋性，抑制子宫收缩，有利于胚胎在子宫内的生长发育。它与雌激素不仅有拮抗作用，还有协同作用，两者合力可进一步促进女性生殖器官与乳房的发育。孕激素可以调节母胎界面的免疫，保护胚胎不受免疫伤害。它还可作用于下丘脑体温调节中枢，使排卵后的基础体温上升 0.3 ~ 0.5℃。临床上可以通过测定基础体温判断排卵和黄体期的长短。

5．雄激素有哪些生理作用？

雄激素的生理作用主要有两个方面：一方面是对生殖系统的影响，自青春期开始，雄激素逐渐分泌增多，促进外阴的发育，促进阴毛、腋毛等体毛的生长。性欲与雄激素水平的高低有关。另一方面，雄激素可以促进骨髓红细胞的生成，促进肌肉的生长。

6．卵巢分泌的性激素对下丘脑、垂体的反馈作用是怎样的？

卵巢在接受下丘脑与垂体分泌的激素的正向调节作用的同时，它分泌的性激素也会对下丘脑与垂体的功能产生反馈作用，包括负反馈和正反馈。雌激素在较低水平范围内（约<200pg/ml），对垂体分泌的 FSH 和 LH，以及对下丘脑分泌的促性腺激素释放激素（gonadotropin releasing hormone，GnRH）均产生负反馈调节作用，而且随着卵泡发育带来的雌激素水平的上升，这种负反馈逐步增强。此种现象类似两人之间进行拳击较量，开始一方占优势，另一方连连后退。但是当卵泡发育接近成熟时，雌激素达到高峰（≥200pg/ml）时，刺激 GnRH 与 FSH、LH 大量释放，形成 FSH、LH 峰，这个过程为正反馈调节。也可比喻为当时处于劣势的拳手，突然在对方的重击下奋起反抗。当排卵后，黄体形成，分泌的雌、孕激素对 FSH、LH 的分泌起到抑制作用，从而此时卵泡不会启动发育。当 14 天黄体期结束，黄体萎缩后，雌、孕激素水平再次到低谷，抑制作用被解除，FSH、LH 回升，启动卵泡发育，开始新一轮的月经周期。

7. 月经周期如何受到调控？

月经期的时候，雌、孕激素都处在最低水平，此时它们对下丘脑和垂体的负反馈作用被解除，FSH 缓慢上升使卵巢中的卵泡生长发育，LH 上升比 FSH 稍晚，在两者的协同作用下，卵泡开始发育，分泌 E_2，E_2 在排卵前迅速上升达到高峰。E_2 高峰提示卵泡成熟，高水平的 E_2 抑制 FSH 分泌，但对 LH 的释放呈正反馈作用。正反馈作用的特点不是保持某系统的平衡，而是使某一激素水平突然升高发动新的反应。其反应的程度则按 E_2 的刺激强度及时间而定，为了产生足以引起优势卵泡排卵及早期黄体化所要求的 LH 峰值，E_2 必须升高到一定阈值，约 200pg/ml。在达到 LH 高峰后约 24~36 小时促使成熟的卵泡排卵。排卵后黄体形成，黄体分泌孕激素，孕激素水平升高，促性腺激素在排卵峰值后不久即下降，但仍能维持正常的黄体功能，在黄体成熟时雌、孕激素达高峰，促性腺激素下降到最低点，之后黄体萎缩，性激素随之下降至月经前的最低水平，它们对 FSH、LH 的负反馈作用被解除，因而 FSH、LH 又相继上升，开始一个新的月经周期。

8. 子宫内膜在月经周期中如何变化?

随着卵巢的周期性变化，子宫内膜也发生周期性变化。子宫内膜分为两层形态与功能均不同的组织：功能层和基底层。功能层在宫腔表面，基底层靠近子宫肌层。功能层又分为海绵层和致密层。功能层受卵巢激素的影响呈周期性变化（以 28 天月经周期为例），组织学观察可分为 3 期：①增生期，大约在月经周期的第 5~14 天。月经来潮时功能层子宫内膜剥脱，随月经血排出，仅留下基底层，在雌激素作用下内膜逐渐增厚至 3~5mm，腺体增多，间质致密，间质内小动脉增生延长呈螺旋状卷曲，管腔增大。在阴道超声下呈现 "A" 型内膜，"三线征" 明显。②分泌期：大约在月经周期的第 15~28 天。月经周期第 15~19 天为分泌期早期。月经周期第 20~23 天为分泌期中期，此时卵巢内形成黄体，分泌孕激素和雌激素，使子宫内膜继续增厚，腺体增大并分泌糖原，为胚胎着床提供充足的营养。在阴道超声下内膜 "三线征" 变得模糊，呈现 "B" 型内膜。月经周期第 24~28 天为分泌期晚期，子宫内膜自中低回声转为强回声。③月经期：大约在月经周期的第 1~4 天。体内雌激素、孕激素水平降低，子宫内膜中前列腺素的合成增多，前列腺素刺激子宫肌层收缩，引起内膜螺旋小动脉开始阶段性和阵发性收缩、痉挛，组织缺血、缺氧而局灶性坏死，坏死的子宫内膜剥落，表现为月经。

（王薇　袁月）

第五节　宫颈黏液与排卵

1. 宫颈黏液在月经周期中发生怎样的变化？宫颈黏液与怀孕有关系吗？

白带为女性阴道分泌物，是指从女性生殖器官内分泌出来的黏液及渗出物混合而排出的液体。主要成分包括宫颈黏液、阴道黏膜渗出物、阴道脱落的表皮细胞，子宫内膜及输卵管的少量分泌物、少量白细胞。女性可以通过观察白带的性状去检测排卵情况。每个月经周期，白带都在不断地变化，在月经刚结束的一段时间，白带量少，稀薄、半透明。随着卵泡的发育，雌激素水平逐渐升高，宫颈黏液分泌增多，白带的量逐渐增多。排卵前 1~2 天，白带突然增多，且呈透明状，类似"鸡蛋清"，可拉丝。很多人认为此时发生排卵，其实不然，排卵真正发生在透明拉丝白带刚刚消失的时候。精子在女性体内可以存活 3 天，卵子排出后仅可存活 1 天，所以，同房并不一定要在排卵日，反之避孕也不可只避这一天。在月经后半期，受孕激素影响，白带会变得黏稠，呈稀糊状，颜色呈白色，有些时候会出现淡黄色白带，属于正常现象。宫颈是精子进入宫腔的第一道关卡，精子必须穿过宫颈黏液才能到达宫腔，碱性的宫颈黏液有利于精子的活动。排卵期透明拉丝样白带有利于精子的穿过，所以，宫颈黏液性状的改变也会影响受孕。

2. 出现"蛋清样白带"是否能够说明一定有排卵?

"蛋清样白带"出现的原因是体内卵泡发育后雌激素水平升高所致，但并不是每一颗发育成熟的卵子都能顺利排出，在有的月经周期，卵泡由于各种原因虽然发育成熟，但却未能顺利排出而形成黄素化未破裂卵泡。所以出现"蛋清样白带"并不能说明一定有排卵。除抽血检查孕酮外，阴道超声监测排卵后形成的黄体是一种较为准确的判断有无排卵的方法。

（袁月）

第六节　正常受孕

1. 正常受孕需要哪些必备因素?

正常受孕就如播种一样，需要种子（胚胎）、土壤（子宫内膜）、空气（宫腔环境）。首先，我们需要获得一枚种子，也就是精子和卵子需要见面结合形成胚胎，这个过程在女性输卵管中完成，故输卵管的功能好坏决定着精子和卵子能否见面。种子的质量取决于精子和卵子的质量，故在备孕过程中，男女双方需要避开有害的环境，如新装修的房屋或对身体不利的工作环境。夫妻双方避免烟酒的摄入，保证充足的睡眠，避免熬夜，男方每周至少排精1次，女方提前3~6个月服用叶酸。

土壤条件至关重要，贫瘠的土壤无法为种子提供所需的养分。过薄的子宫内膜也无法让胚胎着床。人工流产、药物流产等宫腔操作以及子宫内膜结核可能会使子宫内膜受到损伤。

种子的茁壮成长需要阳光雨露与空气，胚胎的生长也需要适宜的宫腔环境，子宫内膜炎、宫腔粘连等病理状态会使宫腔环境发生改变，影响胚胎着床与进一步发育。

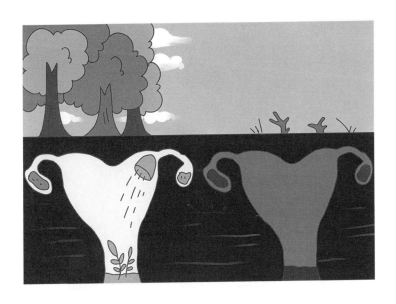

2．正常的受孕过程是怎样的？

性交后精液从宫颈口流入宫腔，数以亿计的精子朝向输卵管方向奋力游动。输卵管伞端就像一只"小手"去拾卵，拾到卵子后，通过输卵管的蠕动向宫腔方向运送卵子，精子与卵子在输卵管见面，完成受精过程，形成受精卵后再由蠕动的输卵管运送到宫腔，受精卵在宫腔内游动寻找合适的落脚点，着床后继续发育直至分娩。

（王薇　袁月）

第七节　性生活与怀孕

1. 夫妻性生活频次对怀孕有影响吗？

备孕期间无论性生活频率过低或过高都对怀孕不利。性生活次数过少，精子储存的时间过长，精子活力在一定程度上会降低；性生活频率过高，会导致精液稀释，精子数目减少。一般来说，在排卵期左右隔日同房可提高受孕的概率。

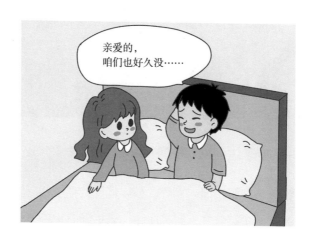

2．性高潮可以增加受孕的机会吗？

女性达到性高潮的时候，阴道周围的肌肉会强烈收缩，有利于精子进入宫颈和子宫，提高受孕机会。在达到性兴奋时，阴道 pH 升高，有利于精子的游动。但是性高潮并不是怀孕的必备因素，无论高潮与否，只要男方的精液进入女方体内，都有怀孕的可能。

3．如何增加后位子宫的受孕概率？

正常性生活后，性交射精后精液易积聚在阴道穹窿，便于向后向下的子宫颈开口浸泡在精液中，使精子易于穿过子宫颈口进入宫腔与卵子相遇而受孕。当子宫是后位时，后位或后屈子宫容易使子宫颈呈上翘状态，致使子宫颈不易浸泡在精液池中而影响受孕，但是大多数的子宫后位都可通过一定的生育指导顺利怀孕。

受孕的方法：女方可臀下垫一适当厚度的软垫或小枕头，使臀部抬高，让射入的精液向阴道后穹窿处集中，并连续抬高臀部卧床 20～30 分钟。这样让精子更容易进入宫腔，增加受孕的机会。

4．口服避孕药停药后等待多久能备孕？

在停药后的第一个月排卵就可以恢复，可以安排备孕。不需要在停药后过 3～6 个月才开始备孕。研究显示，在服用避孕药期间意外怀孕，药物并不会增加致畸风险，所以不需要因为这个原因去选择流产。

（袁月）

第二章　女性不孕

第一节　女性不孕症及病因

1．什么是不孕症?

不孕症是指孕龄期夫妇同居生活，性生活正常，未避孕1年以上女方未受孕。从定义上可以知道，诊断不孕症需要同时满足3个条件：有正常性生活、未行避孕措施、1年这三项因素。生育力正常的育龄夫妻不避孕同居1个月有20%~25%的女性受孕；3个月有60%~70%的女性受孕；6个月有75%~80%的女性受孕；1年有80%~90%的女性受孕。我国不孕不育发病率占育龄人群的10%~12%，发病原因中单纯女方因素约为50%，单纯男方因素约为30%，男女共有因素约为20%。

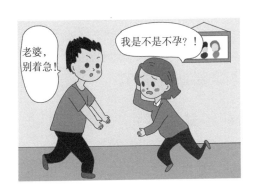

2. 常见的女性不孕的原因有哪些？

（1）卵巢因素：黄体功能不全、卵巢发育不全、卵巢早衰、多囊卵巢综合征、卵巢肿瘤等，都会影响卵泡发育或卵子排出而造成不孕。

（2）排卵障碍：多表现为月经周期中无排卵，或虽然有排卵，但黄体功能不健全。

（3）免疫学因素：女性生殖道或血清中存在抗精子抗体，引起精子互相凝集，精子丧失活力或死亡，导致不孕或不育。此外，部分不孕妇女的血清中存在对自身卵子透明带抗体样物质，可阻碍精子穿透卵子，影响受精，也可引起不孕。

（4）输卵管因素：输卵管炎症引起管腔闭塞、积水、输卵管过长或狭窄或粘连，都会阻碍精子、卵子或受精卵的运行。输卵管因素占女性不孕原因的40%，是不孕的重要原因。

（5）宫颈因素：宫颈黏液中存在抗精子抗体，精子无法穿透宫颈管或使精子完全失去活力；宫颈管先天性异常、闭锁、狭窄、息肉、糜烂、肿瘤和粘连等均可影响精子通过。

（6）生殖器官因素：生殖器官先天性发育异常或后天性生殖器官病变，如阴道畸形、狭窄，处女膜阻塞等问题，导致从外阴至输卵管的生殖通道不通畅或功能障碍，令精子不能与卵子结合，导致不孕。

3. 月经不规律会造成不孕吗？

首先，月经为什么会不规律呢？肯定是有原因的。对于育龄期女性来说比较常见的导致月经不规律的疾病有：内分泌性疾病，如多囊卵巢综合征、垂体泌乳素肿瘤、甲状腺和肾上腺功能减退、肥胖等；

器质性疾病，如子宫肌瘤、子宫内膜息肉、盆腔炎症等；卵巢储备功能低下、结核也可以引起月经紊乱。这些疾病都是引起女性不孕的常见疾病，有的疾病不仅影响怀孕，对整个孕期都有影响。比如多囊卵巢综合征患者妊娠期间合并妊娠期高血压疾病的概率增大，甲状腺功能减退患者的流产率增高，既往有结核病史的患者孕期结核有可能复发甚至危及生命等。

因此，月经不规律不容小觑，找出原因对症治疗才能帮助我们尽快安全健康地生育宝宝。

4. 卵泡长大了一定会排卵吗？什么是黄素化未破裂卵泡综合征？

大家可能已经了解，卵泡长到 1.8cm 以上可以算作成熟卵泡，之后可以自然排卵或者注射人绒毛膜促性腺激素（human chorionic gonadotropin，hCG）促进排卵。但是，如果卵泡生长至一定时期后内部黄素化，并无真正排卵发生，这种现象称为未破裂卵泡黄素化。若月经周期中反复多次出现 LUF 现象，影响了受孕能力导致不孕症，称为黄素化未破裂卵泡综合征（luteinized unruptured follicle syndrome，LUFS），这种不孕属于卵巢性不孕。

5. 肥胖会造成不孕吗？

肥胖，其实是一种复杂的慢性疾病。肥胖是导致女性不孕的一个重要因素。综合当前研究可知，在肥胖者机体内，卵泡微环境往往存在代谢紊乱，肥胖者体内脂质局部沉积与代谢紊乱，可造成线粒体负荷过高，产生大量活性氧、自由基，形成氧化应激，肥胖可通过氧化应激、内质网应激、内分泌环境和脂肪因子等方面影响卵泡和卵母细胞的质量。肥胖导致女性生殖系统中多种病理生理异常，影响卵泡及卵母细胞的数量与结构，干扰卵泡与卵母细胞的正常发育，导致细胞氧化损伤、线粒体结构与功能异常、卵泡凋亡、卵母细胞成熟紊乱、卵子受精能力异常和受精后胚胎发育潜能低下，严重者会伴有多囊卵巢综合征，甚至不孕。

肥胖可通过干扰机体内分泌系统来影响卵母细胞的成熟过程及其质量。举个例子，在体外受精（in vitro fertilization，IVF）的超促排卵过程中，肥胖女性需要更大剂量的促性腺激素来刺激卵泡发育，说明肥胖人群内分泌生殖系统对促性腺激素的敏感性较低。

6. 内分泌疾病如何影响生育?

正常排卵周期的建立需要功能正常的下丘脑 - 垂体 - 卵巢轴，其中任何一个部位功能障碍都可能导致不排卵，因而引起无月经、月经稀发、异常子宫出血等，进一步可能导致不孕。内分泌系统参与调节人体的新陈代谢、生长发育、生殖衰老等许多生理活动和生命现象，协同各种生化酶维持人体内环境的相对稳定，以适应复杂多变的体内外变化。生殖激素 FSH、LH、E_2 和 P 是女性最重要的内分泌激素，广泛调节着众多靶组织，如生殖道、乳腺、骨骼及心血管系统的生长、发育和功能，也是调控卵泡发育所必需的。生殖激素与其他细胞因子相互影响，相互促进，系统地发挥作用。在不孕症夫妇中，15%～25% 的不孕症是由于生殖内分泌障碍引起的，异常的生殖内分泌状态对卵子的发育、排卵、受精、胚胎发育、胚胎植入和妊娠维持产生多方面的影响，因此调节内分泌具有极其重要的意义。

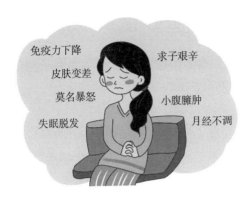

免疫力下降
皮肤变差
莫名暴怒
失眠脱发
求子艰辛
小腹臃肿
月经不调

7. 多囊卵巢综合征是什么?

多囊卵巢综合征（polycystic ovary syndrome，PCOS）是育龄妇女常见的内分泌代谢疾病，临床常表现为月经异常、不孕、卵巢多囊样表现等，同时可伴有肥胖、胰岛素抵抗、血脂异常等代谢异常，成为 2 型糖尿病、心脑血管疾病和子宫内膜癌的高危因素，严重影响患者的生活质量。

8. 多囊卵巢综合征的病因是什么?

确切病因尚不清楚，但研究多认为遗传因素和环境因素的相互作用，共同导致了 PCOS。

9. 多囊卵巢综合征有哪些表现?

多囊卵巢综合征的临床表现是很多样化的，可以把它归纳成两大方面：

（1）月经异常：月经的改变较典型的是月经稀发、继发闭经和原发闭经、不规则子宫出血等。

（2）高雄激素症状：包括痤疮、体毛过多、肥胖、黑棘皮症等。

10．为什么多囊卵巢综合征患者容易患子宫内膜过度增生和子宫内膜癌?

多囊卵巢综合征患者的子宫内膜的生长和分化受到雌激素、雄激素、胰岛素和孕激素的影响。缺乏排卵和孕酮水平未上升使子宫内膜不经历分泌期变化，连续受到雌激素刺激及促有丝分裂而引起子宫内膜过度生长、不规则流血、增生，甚至发生癌变。

11．子宫内膜异位症是什么?

子宫内膜组织（包括腺体和间质）出现在子宫体以外的部位称为子宫内膜异位症。

12．子宫内膜异位症是如何形成的?

以 Sampson 经血逆流种植为主导理论，逆流至盆腔的子宫内膜经过黏附、侵袭、血管性形成等过程得以种植、生长、发生病变；在位内膜的特质起决定作用，即"在位内膜决定论"；其他发病机制包括体腔上皮化生、血管及淋巴转移学说以及干细胞理论等。相关基因的表达和调控异常、免疫炎症反应以及性激素受体表达异常等与子宫内膜异位症的发生密切相关。子宫内膜异位症有家族聚集性，一级亲属中有内异症患者的妇女发生内异症的风险升高 7~10 倍。

13．导致子宫内膜异位的人为因素有哪些?

（1）多次宫腔手术操作。

（2）月经前做输卵管通畅试验有可能将内膜碎屑推出宫腔。

（3）宫颈及阴道手术如冷冻、电灼、激光和微波治疗以及整形术等均不宜在月经前进行，否则有可能导致经血中内膜碎片种植于手术创面。

（4）缝合子宫壁时缝线穿过子宫内膜层。

14. 子宫内膜异位病灶常见于哪些部位？

异位的子宫内膜可以侵犯全身任何部位，但绝大多数位于盆腔脏器和壁腹膜，以卵巢、宫骶韧带最常见，其次为脏腹膜、直肠阴道隔等部位。

15. 子宫内膜异位症有哪些表现？

子宫内膜异位症的临床症状具有多样性：最典型的临床症状是盆腔疼痛，70%~80%的患者有不同程度的盆腔疼痛，包括痛经、慢性盆腔痛、性交痛、肛门坠痛等。痛经常是继发性地、进行性地加重。临床表现中也可有月经异常。妇科检查典型的体征是宫骶韧带痛性结节以及附件粘连包块。

（1）侵犯特殊器官的内异症常伴有其他症状：肠道内异症常有消化道症状，如便频、便秘、便血、排便痛或肠痉挛，严重时可出现肠梗阻。膀胱内异症常出现尿频、尿急、尿痛甚至血尿。输尿管内异症常发病隐匿，多以输尿管扩张或肾积水就诊，甚至出现肾萎缩、肾功能丧失。如果双侧输尿管及肾受累，可有高血压症状。

（2）不孕：40%~50%的子宫内膜异位症患者合并不孕。

（3）盆腔结节及包块：17%~44%的患者合并盆腔包块（子宫

内膜异位囊肿）。

（4）其他表现：肺及胸膜内异症可出现经期咯血及气胸。剖宫产术后腹壁切口、会阴切口内膜异位症表现为瘢痕部位结节、与月经密切相关的疼痛。

16. 子宫内膜异位症导致不孕的机制是什么？

子宫内膜异位症造成不孕的机制，可能与粘连造成解剖学改变和免疫异常（如腹腔巨噬细胞）等相关。

17. 痛经与不孕有关系吗？

痛经指的是在月经期间子宫内膜前列腺素含量过高，引起子宫平滑肌过强性收缩、痉挛性收缩造成疼痛。引起下腹部出现不同感觉以及不同程度的疼痛感、坠胀感，严重者会出现刺痛和坠痛感，甚至会出现绞痛伴有腰酸感、头痛等其他不适症状。

痛经的原因：子宫收缩和局部性缺血、子宫发育不良、子宫颈口狭窄、子宫位置不正所致月经血外流受阻导致疼痛。常见的盆腔炎、子宫内膜异位症、子宫肌瘤等一些器质性病变所引起月经血运行不通畅从而导致痛经。

精神状态不佳：由于工作、学习、生活所承受的各种压力而导致对疼痛过分敏感。

遗传因素：通常与母亲发生痛经有关系。

寒冷的影响：天气寒冷或衣着过少而受凉，或进食生冷刺激性的食物导致气血凝滞无法排出。

内分泌因素：与孕酮升高有一定的关系。

不适当的运动：过量的体力劳动或剧烈运动都会加重痛经。这种情况多为继发性痛经，找到原发疾病是治疗痛经和不孕的关键。

最常见的引起痛经的疾病是子宫内膜异位症，可以给予药物治疗和手术治疗。

药物治疗：可选用口服避孕药或非类固醇类抗炎药、孕激素、雄激素衍生物以及促性腺激素释放激素激动剂（gonadotropin-releasing hormone agonist，GnRH-a），其中以 GnRH-a 首选；单纯药物治疗无效的内异症不孕患者可行腹腔镜检查，评估内异症病变类型及分期。对年轻的轻、中度内异症患者，手术后期待自然受孕 6 个月，并给予生育指导；对有高危因素者（年龄 ≥35 岁、输卵管有粘连且功能评分低、不孕时间 ≥3 年，尤其是原发不孕、中或重度内异症伴盆腔粘连、病灶切除不彻底），应积极采用辅助生殖技术助孕，例如试管婴儿技术。

18. 高泌乳素血症是什么？

高泌乳素血症是一种下丘脑及垂体功能紊乱性疾病，长期高泌乳素血症会抑制下丘脑 - 垂体 - 卵巢轴。临床主要表现为月经稀发甚至闭经、生育力降低、溢乳，影响性功能，出现肿瘤压迫症状等。

19. 哪些因素会影响泌乳素？

高泌乳素血症原因复杂，主要包括生理性和病理性。

（1）生理性因素较为简单，主要为妊娠、哺乳以及应激状态（紧张、刺激乳房等）。

（2）病理性因素则比较复杂，包含：①下丘脑垂体病变（垂体泌乳素瘤以及空蝶鞍综合征等）；②系统性疾病（甲状腺功能减退症等）；③肿瘤分泌（卵巢畸胎瘤等）；④创伤（胸壁创伤等）；⑤手术（人工流产等）；⑥药物副作用（抗精神病药、抗抑郁药等）。

20．输卵管有哪些功能？

作为女性生殖系统的重要组成之一的输卵管具有运送精子、卵子和受精卵以及提供精子暂时储存、精子获能、顶体反应和受精等关键生殖步骤的场所的作用。

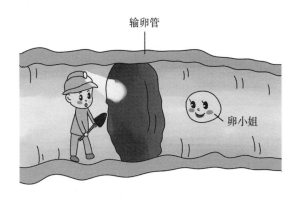

21．在妊娠过程中输卵管的作用是什么？

输卵管，顾名思义是一条管道，一端与宫腔相连，一端像开放的花朵。卵子从卵巢上排出后，输卵管捡起卵子，精子游到输卵管与卵子相遇、结合，如果受精卵能顺利游走到宫腔并且种植到子宫内膜，就完成一次受孕过程。输卵管内可以完成配子运送、成熟、受精以及胚胎早期发育。输卵管内持续、少量的液体分泌维持输卵管的通畅，输卵管液内含有 17 种氨基酸，为配子及早期胚胎提供充足的营养。

22. 哪些病因会导致输卵管性不孕？

输卵管因素所致不孕：输卵管炎症引起输卵管粘连、阻塞，阻碍卵子和精子相遇而导致不孕。盆腔子宫内膜异位症也可使输卵管粘连、扭曲而造成不孕。

23. 输卵管积水是怎样形成的？

输卵管是根管道，它不通畅便会形成积水。影响输卵管通畅性的原因有很多，盆腔炎性疾病最常见，此外子宫内膜异位症、输卵管妊娠、盆腔手术经历等也是输卵管积水形成的重要因素。促排卵过程中，由于体内激素水平的变化也可以形成输卵管积水或使输卵管积水加重。

24. 如何发现输卵管积水？

最常用的是 B 超检查，常表现为卵巢周围存在一些"腊肠"样的结构；子宫输卵管造影也能发现输卵管积水；最准确的是腹腔镜手术或开腹手术，眼见为实，手术中发现的输卵管积水就是真正的积水啦！

25. 输卵管积水对女性妊娠会产生怎样的影响？

输卵管积水常合并输卵管阻塞，精子和卵子不能相遇当然就不能形成胚胎；在输卵管通畅的情况下，输卵管里的积水反流回宫腔，不停地冲刷宫腔，干扰胚胎与子宫内膜的接触，影响胚胎种植；输卵管里的积水是"污水"，会引起子宫内膜炎，同时"毒害"胚胎影响胚胎的发育，降低种植率和妊娠率，增加流产率。

26．为什么盆腔结核患者怀孕会有困难？

盆腔结核是由结核分枝杆菌引起的输卵管、子宫内膜、卵巢、盆腔腹膜及子宫颈等女性生殖器官的炎症，称为女性生殖器结核，又称为结核性盆腔炎或盆腔结核。多发生于 20～40 岁妇女，也可见于绝经后的老年妇女。盆腔结核以输卵管结核最常见，占女性生殖器结核的 85%～95%；其次为子宫内膜结核，常常是由输卵管结核蔓延扩展到子宫所致，并发盆腔腹膜结核时，子宫表面浆膜上也可有散在的结节性病灶。女性生殖系统结核，首先出现输卵管结核病变，使输卵管腔内的黏膜受到破坏，粘连、阻塞，影响怀孕。若进一步蔓延到子宫，会造成子宫内膜结核，使子宫内膜受损出现瘢痕、粘连，宫腔狭窄，导致闭经，影响胚胎着床。不仅如此，结核菌还会侵犯卵巢，从而影响卵巢的储备功能及排卵功能。女性患者如果发现长期不孕，食欲差、消瘦，容易疲乏，持续午后低热或月经期发热，月经不规则，长期下腹部隐痛等不适，应尽早到专业的医疗机构进行结核排查，争取早治疗、早康复。

27．盆腔炎症性疾病会引起女性不孕吗？

盆腔炎症性疾病是女性上生殖道感染引起的一组疾病，包括子宫内膜炎、输卵管炎、输卵管卵巢脓肿和盆腔腹膜炎。性传播感染的病原体，如淋病奈瑟菌、沙眼衣原体是主要的致病微生物。一些需氧菌、厌氧菌、病毒和支原体等也参与其中。引起盆腔炎症性疾病的致病微生物多数是由阴道上行而来的，且多为混合感染。延误对盆腔炎症性疾病的诊断和有效治疗都可能导致盆腔炎症性疾病后遗症，如输卵管因素不孕和异位妊娠等。盆腔炎症性疾病对于不孕的影响往往是多方面的，局部的粘连、积水、感染等都可能影响怀孕。与此同时，盆腔炎症性疾病还有可能降低卵母细胞质量，影响胚胎发育，降低试管婴儿的成功率。

28．人工流产后哪些因素会引起女性不孕?

（1）输卵管炎症阻塞：如果患者有较重的宫颈炎或手术时消毒不严格，会将细菌带入宫腔引起感染，从而引发输卵管炎进而造成输卵管阻塞。

（2）宫颈和宫腔粘连：如果吸宫或刮宫过度、吸宫方法不当，会损伤子宫颈管和子宫内膜，进而引起宫颈粘连、阻塞或宫腔粘连、缩小。

（3）闭经：过度吸宫、刮宫会导致子宫内膜基底层被吸净或刮掉，使子宫内膜不能再生，造成长期闭经。

（4）子宫内膜异位症：人工流产手术可造成子宫颈狭窄，阻止月经血外流，引起月经血潴留子宫腔，从而逆流到腹腔，形成子宫内膜异位症。

（5）慢性盆腔炎：人工流产以后如果不注意阴道卫生或过早性生活，也可能发生感染，使盆腔产生炎症，影响身体健康，甚至不孕。

（6）月经不调：人工流产手术可对机体造成严重的干扰，导致神经内分泌系统失调，从而出现月经异常。

29．为什么月经期不能性交?

经期性生活可能导致生殖系统感染。经期不能性交的第一个理由是预防生殖系统感染。经期性交时，很容易将外阴及会阴周围的病菌带入阴道、子宫颈以及进入子宫腔，细菌恰好在有血液的地方生长繁殖，就会引发炎症，会导致子宫内膜炎。如果感染的细菌毒力很强，还可能通过子宫内膜的淋巴管扩散到子宫外边，进入盆腔，引起急性附件炎及盆腔腹膜炎，那就不仅仅是发热、腹痛了，还可能影响生育。输卵管一旦产生炎症即可发生粘连，严重时会引起管腔闭塞，精子不能通过则不能受孕。

经期性生活容易导致子宫内膜异位症。经期不能性交的第二个理由是预防发生子宫内膜逆流入盆腔引起子宫内膜异位症。经期性交，当女性兴奋达到性高潮的时候，子宫发生收缩，此时已脱落在子宫腔的内膜碎块即可随子宫收缩的压力而进入输卵管，沿输卵管进入腹腔、盆腔，无论落到哪一个地方就地生长，就会发生子宫内膜异位症。子宫内膜异位症可以引起输卵管与子宫、盆腔发生粘连，也能引起卵巢表面肥厚以及发生血液潴留，既可破坏正常的卵子发育，也影响排卵，最终造成不孕。因此经期不宜性交。

30．哪些子宫因素会导致不孕?

子宫因素所致的不孕约占不孕症的 10%～15%。正常子宫前倾前屈、子宫颈口向后，性交后子宫颈口浸泡在精液中，有利于受孕。如果子宫后倾后屈，使子宫颈口朝前向上，可影响受孕。子宫发育不全以及子宫内膜炎症如结核性子宫内膜炎、黏膜下子宫肌瘤等都可影响胚胎着床。

31. 不孕症患者有子宫肌瘤需要治疗吗？

子宫肌瘤是女性生殖器官中最常见的一种良性肿瘤，又称为纤维肌瘤、子宫纤维瘤。由于子宫肌瘤主要是由子宫平滑肌细胞增生而成，其中有少量纤维结缔组织作为一种支持组织而存在，故称为子宫平滑肌瘤较为确切，简称子宫肌瘤。

研究发现，患有黏膜下肌瘤、肌壁间肌瘤和浆膜下肌瘤的不孕症患者，接受试管婴儿治疗的怀孕率分别为 9%、16%、37%，胚胎早期流产率分别为 40%、33%、30%。从数据不难发现，对怀孕影响较大的是黏膜下肌瘤及较大的肌壁间肌瘤，其妊娠率低且妊娠后流产率高。这是因为，这些部位的肌瘤可导致宫腔增大变形，收缩力减弱，影响精子运行、胚胎着床等，应手术治疗后再行试管婴儿助孕；而对于浆膜下肌瘤和较小肌壁间肌瘤（<3cm），因其对子宫内膜及宫腔形态影响较小，可在充分知情告知的情况下直接助孕治疗。

32. 子宫腺肌症是恶性病变吗？

子宫腺肌症是由于子宫内膜基底层侵入子宫肌层引起的一种良性病变。

33. 子宫腺肌症的主要临床表现是什么？

子宫腺肌症以月经过多、进行性痛经为主要表现。痛经程度严重，表现为持续性下腹痛、腰痛、肛门坠胀感伴有恶心、呕吐。常导致不孕或贫血。妇科检查子宫增大，多数为均匀增大，但子宫正常大小甚至小于正常者也可有子宫腺肌症存在。子宫质地硬，有压痛。少数患者可有结节状突起或表面不规则状。在经期时子宫可增大，质地较平时软，压痛可更为明显。少数患者在进行性生活时有疼痛感，面部生长痤疮、黄褐斑等。

月经失调主要表现为月经量过多与经期延长。月经量增多的原因，一方面是由于子宫增大、子宫内膜面积也相应增大；另一方面是子宫内膜的浸润与纤维肌束的增生，干扰了子宫肌层的收缩止血功能。

34．子宫腺肌症是如何分类的？

（1）均质型腺肌症：子宫球形增大，肌壁间均匀分散出血灶，已经没有正常肌肉组织，又可分为弥漫型和局限型。前者为异位内膜侵入整个子宫的肌壁内，后者为异位内膜仅侵入部分肌壁。

（2）腺瘤型腺肌症：子宫增大不对称，局部有突起，但是仍然存在部分正常肌肉组织。

35．哪些宫颈因素会导致不孕？

子宫颈因素是不孕症较为重要的原因，子宫颈因素所致的不孕约占不孕症的 10%～20%。排卵期子宫颈外口开大，由月经后的 1mm 直径开大至 3mm，子宫颈黏液在排卵期增多，清亮透明，pH 7.0～8.2，可以中和阴道的酸性，有利于精子的活动和通过。由于慢性宫颈炎或雌激素水平低落，子宫颈黏液可变黏稠或含有大量白细胞，不利于精子的活动和通过，可影响受孕。此外，子宫颈息肉或子宫颈肌瘤会堵塞子宫颈管，影响精子通过，子宫颈口狭窄也可能是不孕的原因。

36. 宫颈柱状上皮异位会导致不孕吗？

宫颈柱状上皮异位，即以前所说的"宫颈糜烂"，是指宫颈的柱状上皮外移，是一种正常表现。正是宫颈的薄薄的柱状上皮被原来的较厚的鳞状上皮细胞替换，才让宫颈表现成糜烂样。2008年，第7版《妇产科学》教材就已取消"宫颈糜烂"这一病名，以"宫颈柱状上皮异位"取代。事实上，宫颈柱状上皮异位并没有影响到宫颈的腺体细胞，所以不会影响宫颈黏液的性状。虽然理论上宫颈柱状上皮容易发生感染，但是多项研究表明宫颈柱状上皮异位并不增加衣原体、支原体及淋病奈瑟菌的感染风险，宫颈柱状上皮异位的宫颈管黏液也不会含有白细胞，因此不用担心宫颈柱状上皮异位会吞噬精子，降低精子的质量。单纯的宫颈柱状上皮异位不影响精子的成活率和穿透力。

但是有些女性在前次分娩或流产时可能会使宫颈产生不同程度的裂伤。虽然有时伤口很小，当时并没有引起任何症状，但却给病菌打开了入侵之门，以致日后引起宫颈发炎。由于炎症的刺激，局部分泌物增多，宫颈长期浸渍在炎性分泌物中，会使柱状上皮异位更加突出。

另外，如果出现白带增多，脓性白带，伴有腰酸、下腹坠痛等不适，就要考虑宫颈有急性炎症了，严重的宫颈急性感染会直接蔓延，引起尿道炎、前庭大腺炎和急性盆腔炎。急性宫颈炎症需要到正规医院进行检查，明确诊断后及早进行治疗，待炎症消退后就可以怀孕了。

宫颈肥大、宫颈囊肿这些属于慢性宫颈炎，没有症状不需要处理，也不会影响怀孕。

37．哪些阴道因素会引起不孕？

阴道因素所致不孕：如阴道横隔、先天性无阴道等先天畸形，会妨碍性生活；严重阴道炎症时，大量白细胞会吞噬精子，降低精子活动力，缩短其生存时间而影响受孕。

（王薇　张宝丽）

第二节 女性不孕初步自查

1．监测排卵的方法有哪些？

（1）基础体温法：在清晨醒来尚未起床前，不做任何活动取出体温计置于舌下测5分钟后取出，体温有明显双相波动日为排卵日。

（2）宫颈黏液法：若宫颈黏液清澈透明呈鸡蛋清状，拉丝度最长的一天很可能是排卵日。

（3）排卵痛感觉法：这是排卵最主要的症状。

（4）日程表法：对于月经周期规律的女性，推测排卵日可以从下次月经日期向前倒数14天左右。

（5）排卵试纸法：若试纸显示阳性或强阳性提示很可能有排卵。

（6）B超监测排卵：对于是否有排卵最为直观。

2．什么是基础体温？

基础体温是指人体处于完全休息状态时的身体温度，它可以比较准确地反映卵巢排卵的功能及相应的内分泌变化。一般来说，这个温度是人体在一天当中最低的体温，通常在清晨刚睡醒后测量比较合适，因为那个时间段里人体既没有做任何运动，也没有较大的情绪波动，测量出的结果比较准确。

排卵后黄体在分泌孕激素时，会使体温上升 0.6℃左右，一般情况下高温期会维持 14 天左右。所以可以判断有无排卵及排卵日，也可以通过测定高温相的持续天数，判断黄体功能。如果高温相缩短，考虑黄体功能不全，建议去医院做进一步检查。

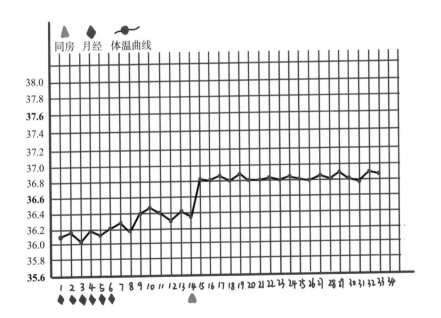

3．测定基础体温的作用是什么？

判断排卵：一般情况下，女性卵泡期的基础体温为 36.5℃，黄体期上升 0.5℃以上，因而会表现出双相型体温，说明卵巢有排卵或体内有孕酮产生；无高温相出现者为单相基础体温，通常表示无排卵，其准确率为 70%～80%；高温相上升缓慢，持续时间＜11 天，考虑黄体功能不足；24 小时之内，如果体温增高 0.3～0.6℃，甚至更高，提示处于排卵状态。此外，基础体温在一定程度上可以反映卵子的质量，若基础体温高温相较长，持续 13～14 天，提示卵子的质量较好。

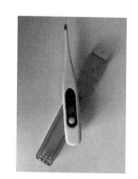

4．基础体温的测定方法是什么？

白天工作的女性在清晨醒来后，尚未起床前，不做任何动作（指醒后不说话、不穿衣、不喝水、不下地大小便等），从枕下或床头柜上取出隔夜已准备好的体温计，置于口内舌下测 5 分钟后取出，读取体温数据并记录在体温纸上，然后将体温计上的水银柱甩到 35.5℃以下，放回原处，准备第二天早晨醒后再测。如果夜班，则在白天熟睡 6 小时后测试，体温可能稍偏高。如果上早班有时起得过早，体温可能偏低，这些特殊的测试时间，都应在体温单上加以注明。

（王薇　张宝丽）

第三节　不孕不育的检查

1．不孕女性最佳的初诊时间是什么时候？

不孕女性初诊建议安排在月经的 2~5 天内，这样有利于评估卵巢功能，同时如有必要当月就可以做输卵管的相关检查。

2．不孕女性常规体检有哪些内容？

不孕女性的常规体检包括超声、基础内分泌、子宫输卵管造影（hysterosalpingography，HSG）以及染色体检查等。超声目前多采用腔内超声（经阴道），能清楚采集女性卵巢卵泡、宫腔内、双侧附件区及宫颈病变。如果超声检查异常，还需要进一步做宫腔镜检查。女性基础内分泌检查包括卵泡刺激素、黄体生成素、泌乳素（prolactin，PRL）、雌二醇、睾酮、孕酮六项性激素，通常在月经第 2~5 天抽血检查。染色体检查是不孕女性的必查项目。近年来，染色体研究发展迅速，染色体异常引起的疾病被发现的越来越多。据报道，在不孕症、复发性流产和胎儿发育畸形等有生殖功能障碍的夫妇中至少有 7%~10% 是染色体异常的携带者。最后一项基础检查是子宫输卵管造影，有助于判断宫腔形态、盆腔状态和双侧输卵管是否通畅。

3．宫颈黏液检查的意义是什么？

宫颈黏液检查可以帮助判断有无排卵、鉴别闭经的原因以及了解卵巢的功能。在雌激素的作用下，宫颈黏液和宫颈会发生一系列物理化学变化，例如宫颈黏液量增多，清澈透明，稀薄水样，拉丝变长，出现羊齿状结晶，同时宫颈口呈"瞳孔样"改变，排卵后受孕激素作用，宫颈黏液分泌减少，并且黏稠度增加。但是，宫颈黏液量少而黏稠，没有结晶或呈现不典型结晶，并不能完全说明有孕激素的作用，因为当卵巢功能减退，雌激素水平下降或宫颈腺体分泌功能减退时，宫颈黏液的分泌也可减少并且变得黏稠，因此需要进行鉴别。若宫颈黏液涂片呈现椭圆体而无羊齿状结晶，提示可能妊娠。对于闭经的患者来说，因为没有排卵，宫颈黏液不会出现周期性的变化；若宫颈黏液有周期性的变化，说明卵巢功能良好，闭经的原因可能在子宫。

4. 如何根据宫颈黏液判断排卵？

宫颈黏液由子宫颈管里的特殊细胞产生，随着排卵和月经周期的变化，其分泌量和性质也跟着发生变化。在一个月经周期中，宫颈黏液如果呈鸡蛋清状，黏稠度小，滑润而富有弹性，用拇指和示指可以把黏液拉成很长的丝状（可达 10cm 以上），这时外阴部感觉有明显的湿润感。一般认为宫颈黏液清澈透明呈蛋清状，拉丝度最长的一天很可能是排卵日，在这一天及其前后 3 天为排卵期，可以隔天安排性生活。

5. 如何检查宫颈黏液？

宫颈黏液是子宫颈内膜腺体分泌的黏液。在正常排卵周期中，宫颈黏液会受雌、孕激素的影响发生周期性变化，主要体现在黏液的量、黏稠度及结晶类型等方面。通过观察宫颈黏液的周期性变化，可以了解卵巢的功能，还可以预测排卵。宫颈黏液随着体内雌激素水平的升高分泌增多，在排卵前1~2天或者排卵当天达到高峰，因为黏液中所含的氯化钠及水分增多，其性状稀薄、透明，拉丝可长达10cm以上，显微镜下可见到典型的羊齿状结晶，这预示着即将排卵，此时的宫颈黏液有利于精子穿过，增加受孕的概率。排卵后48~72小时由于受到孕激素的影响，黏液的分泌量减少，性状变得黏稠、浑浊，不能拉成细丝，显微镜下可以看到羊齿状结晶变为不典型且逐渐消失，逐渐变为椭圆体。

6. 性激素检查的意义是什么？

卵泡刺激素（FSH）和黄体生成素（LH）的主要作用是促进卵巢内的卵泡发育和排卵，FSH水平过高，提示卵巢功能低下；若患者年龄＜40岁，FSH≥40mU/ml，出现闭经，伴有更年期症状，提示卵巢早衰的可能。FSH和LH水平低，有可能是中枢性的内分泌紊乱，例如厌食、剧烈运动引起，但卵巢功能可能正常。LH明显升高，提示可能是多囊卵巢综合征。泌乳素升高（PRL＞25ng/ml），提示可能是高泌乳素血症，考虑有脑垂体微腺瘤、甲状腺功能减退，或者有服用精神类药物的情况；泌乳素降低，需警惕流产的可能性。怀孕的时候雌激素会升高，患有卵巢肿瘤的时候雌激素水平也会升高；如果雌激素水平偏低，考虑患有中枢性疾病、先天性性腺发育异常、卵巢发育不良和卵巢功能衰竭等疾病。孕激素＞3ng/ml提示有排卵；若排卵后孕激素水平偏低＜10ng/ml，提示黄体功能不足；怀孕时孕激素水平偏低，需警惕流产。多囊卵巢综合征患者的雄激素水平会升高，但需要排除其他引起雄激素升高的疾病，例如肾上腺皮质增生、库欣综合征，以及分泌雄激素的肿瘤等。

7. 性激素检查包含哪些项目？

女性性激素检查主要包括雌二醇（E_2）、卵泡刺激素（FSH）、黄体生成素（LH）、孕酮（P）、泌乳素（PRL）和睾酮（T）等。性激素检查简便、易行，通过此项检查可以初步了解卵巢的功能状态及不孕的原因。

8. 什么时间检查性激素较好？

月经周期正常的女性，在月经的第 2~5 天，早晨空腹抽血；月经周期不正常的女性，如果超声检查提示卵巢内没有大卵泡、子宫内膜较薄，也可以抽血检查；多囊卵巢综合征的患者，检查性激素的同时可以抽血检查口服葡萄糖耐量试验和胰岛素释放试验、甲状腺功能等检查项目。月经周期规律（28~30 天）的女性，在月经周期的第 21 天，或尿 LH 试纸检测或 B 超检查提示排卵后 7 天测定血清孕激素水平，可以了解女性的黄体功能。

9. 输卵管通畅性的检查有哪些？

（1）输卵管通液：根据推注药液时阻力的大小及液体反流的情况，判断输卵管是否通畅。此检查其设备简单，操作简便，价格低廉，但对医生要求比较高，需要有经验的医生进行。

（2）输卵管造影：输卵管造影是输卵管性不孕常规的检查方法，是用来分析输卵管情况的有效技术，该项检查可以明确显示输卵管堵塞的部位、堵塞程度，以及堵塞性质。

（3）输卵管镜：输卵管镜能够评估输卵管的整个长度及全程输

卵管的黏膜及通畅情况，检查过程中还可以进行输卵管再通术，但输卵管镜对技术和设备的要求比较高。

（4）宫腹腔镜检查：宫腔镜能了解子宫内部的情况，腹腔镜能了解腹腔内的具体情况、输卵管周围的组织结构及有无粘连，即输卵管伞端的粘连堵塞情况、输卵管周围的粘连情况。

10．什么是子宫输卵管造影？

子宫输卵管造影是通过导管向子宫腔及输卵管注入造影剂，在X线下透视及摄片，根据造影剂在输卵管及盆腔内的显影情况了解输卵管是否通畅、阻塞的部位及子宫腔的形态。该检查损伤小，能对输卵管阻塞作出较准确的诊断，发现输卵管阻塞的部位和程度、输卵管积水等问题，准确率达80%，且有一定的治疗作用，具有简单快速、经济且危险性小的优点，是目前检查输卵管通畅程度和阻塞部位最常用的检查方法。

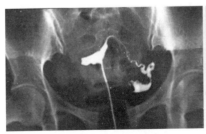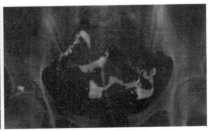

11．哪些患者需要做子宫输卵管造影？

需要做子宫输卵管造影的情况有：①需要了解输卵管的通畅情况，通过造影检查显示输卵管不通的部位，评估行输卵管造口术的可能性；②了解子宫及输卵管有无畸形，如双角子宫、纵隔子宫、单角子宫等；③根据造影剂在盆腔分布的情况了解有无盆腔炎症、盆腔粘连，观察子宫肌瘤、附件肿瘤及其他盆腔脏器对子宫和输卵管的影响；④探查子宫异常出血的原因，了解子宫黏膜及宫腔的情况，判断异常出血是否由子宫内膜息肉或黏膜下肌瘤所致；⑤输卵管结扎后拟行复通术，通过造影检查了解子宫和输卵管的情况，以决定能否行复通术；⑥了解宫腔内病变，有无宫腔粘连；⑦了解宫颈内口是否松弛，有无宫颈粘连；⑧诊断金属性质的宫内节育器异位。

12. 哪些患者不适合做子宫输卵管造影？

不适合做子宫输卵管造影的情况为：①急性和亚急性内外生殖器炎症；②患有全身性疾病，不能耐受手术者；③月经期及阴道流血；④妊娠期；⑤产后、流产、刮宫术后 6 周内；⑥对造影剂过敏者。

13. 做子宫输卵管造影前，患者需要做哪些准备？

做子宫输卵管造影前，患者需要：①造影检查在月经干净后3~7天内进行，术前禁止性生活；②术前进行妇科检查和白带常规检查以排除生殖系统炎症；③术前需要做碘过敏试验，患者如果有碘过敏史必须向医生说明，并在病历中注明；④测定生命体征，如果血压、脉搏有异常，需要做心电图等相关检查；⑤若无用药禁忌证，可以术前肌内注射阿托品 0.5mg 解痉。

14. 子宫输卵管造影检查的注意事项有哪些？

子宫输卵管造影检查一般在本次月经量正常，月经干净后 3~7

天，同时要求当月月经后无性生活时方可进行。子宫输卵管造影检查后 2 周内禁止盆浴及性生活，遵医嘱使用抗生素预防感染。建议检查后当月避孕，以减少 X 线照射可能产生的影响，但是临床上观察发现造影检查后当月怀孕的女性，并没有增加胎儿异常的风险。

15. 子宫输卵管造影的操作步骤是什么？

将碘化油充满宫颈导管，排出空气，沿着宫腔方向将其置入宫颈管内，缓缓注入碘化油，在 X 线透视下观察碘化油流经输卵管及子宫腔的情况并拍片。24 小时后再拍摄盆腔平片，观察腹腔内游离碘化油的分布情况。若用泛影葡胺作为造影剂，可以一边注药，一边拍片，连续拍片 3 次以上，并在 20～30 分钟内拍摄盆腔 X 线平片，观察泛影葡胺的弥散情况。

16. 子宫输卵管造影的优点和缺点是什么？

子宫输卵管造影的优点是能够清晰地显示子宫及输卵管腔内的形态，能够较准确地判断病变的部位和输卵管的通畅程度。对于轻度的输卵管粘连，加大注入造影剂的压力，有可能分开输卵管的粘连，疏通输卵管，起到一定的治疗作用。子宫输卵管造影的缺点是有发生肺动脉栓塞的风险，如果造影剂进入血液，顺着血液回流到心脏，再到肺，油剂形成栓塞，严重的栓塞甚至危及生命。如果输卵管不通畅，造影剂长时间停留在输卵管管腔内会刺激输卵管局部发生肉芽肿。如果注入造影剂的压力过大，还有可能导致输卵管破裂。造影过程中的 X 线有一定的辐射作用，因而造影检查后需避孕 1 个月，以防 X 线诱发胎儿畸形。

17. 输卵管通液术适用于哪些患者？

已经诊断为不孕症的女性患者，需要进行输卵管通液术，以明确是否为输卵管因素导致的不孕。但是以下人群不适合进行输卵管通液术：①急性和亚急性内外生殖器炎症；②月经期或有阴道不规则出血；③妊娠期；④有其他系统性疾病，如心脏、肝、肺、肾等系统病变。

18. 什么时间适合做输卵管通液术？

输卵管通液术应在月经干净后 3~7 天、无性生活、机体没有炎症感染的情况下进行。如果时间过早，子宫内膜还没有完全修复，月经血有残留，易将子宫内膜带入腹腔，导致子宫内膜异位症的发生；如果时间过晚，子宫内膜较厚，有可能损伤子宫内膜，也容易将子宫内膜带入腹腔，导致子宫内膜异位症的发生。

19. 输卵管通液术前需要做哪些准备？

输卵管通液术术前需要：①术前禁止性生活；②进行妇科检查，检查白带排除生殖系统炎症，若有生殖道炎症，应进行治疗，痊愈后复查，再进行输卵管通液术；③测定生命体征，血压、脉搏异常者应进行心电图等相关检查；④检查前可以在医生的指导下适当服用镇静药物，以免在通液过程中输卵管受到刺激发生痉挛。

20. 输卵管通液术是怎样做的？

输卵管通液术是通过导管向子宫腔内缓慢注入液体，根据注入液体阻力大小、液体回流，以及注入液体的量和患者的感觉，来判断输卵管是否通畅。若顺利注入 20ml 液体，无阻力、无回流，表示输卵管通畅；若注入 5~10ml 液体，即感觉阻力较大，同时患者感到下腹胀痛，降低压力后，液体即刻回流达 10ml，表示输卵管堵塞；注入液体时虽有阻力，但仍可继续注入，有少量回流，表示输卵管通而不畅。对于轻度的输卵管堵塞，输卵管通液术进行检查的同时也有一定的疏通作用。输卵管通液术方法简便，不需要特殊设备，没有明显的不良反应，而且费用低，注入含有抗生素和溶解纤维的药液后还有一定的治疗作用，可以重复操作，因此是以前最常用的输卵管检查方法。

21. 输卵管通液术会对身体造成损伤吗？

输卵管通液术是一项有创伤性的检查，可能会引起炎症的逆行感染，引发输卵管的炎症。

22. 输卵管通液术后需要注意什么？

输卵管通液术后，禁止性生活，不能洗盆浴、泡温泉、游泳。术后应使用消炎药物。如果出现发热、腹痛、阴道分泌物增多等感染迹象，应立即到医院就诊。

23. 输卵管通液术后多久可以受孕？

排除不能怀孕的特殊情况后，一般在输卵管通液术后的下一个月经周期就可以进行受孕了。

24. 输卵管通液术有什么弊端？

由于输卵管通液术是由临床医生手动操作的，完全根据医生的主观感觉来判断输卵管的通畅程度，容易得出假阴性或者假阳性的结果，误诊率较高。由于输卵管是双侧的，如果一侧输卵管通畅而另一侧不通畅时，注入药液时，药液恰巧通过通畅的一侧输卵管进入腹腔，医生可能感觉不到阻力，就会得出输卵管通畅的假阴性结果；如果感到有阻力，依然无法判断是哪一侧输卵管阻塞。如果双侧输卵管都发生阻塞，注入药液时阻力较大，但是无法判断阻塞发生在输卵管的哪个部位。此外，通液时输卵管可能会发生痉挛，在这种情况下，也会感觉到注入药液的阻力较大，因而被误诊为输卵管阻塞。

25. 如何在腹腔镜下检查输卵管的通畅性？

腹腔镜检查是通过子宫导管向子宫腔注入色素液（如亚甲蓝），如果腹腔镜下观察到亚甲蓝流经输卵管伞端溢入盆腔，说明输卵管通畅；如果输卵管近端（输卵管间质部和峡部）堵塞则看不到亚甲蓝液从输卵管伞端溢出；如果输卵管远端（输卵管壶腹部及伞部）堵塞则可看到输卵管伞端及壶腹部扩张、增粗并被染成蓝色，但是没有亚甲蓝液流自输卵管伞端并流入盆腔。腹腔镜的缺点是对于输卵管间质部、峡部、壶腹部的堵塞很难判断是否真正的堵塞，以及堵塞的部位、性质、程度，看不到输卵管黏膜的性状，所以一般情况建议先行子宫输卵管造影检查，若诊断为输卵管伞端堵塞或考虑有输卵管周围粘连时再进行腹腔镜检查及治疗。

26. 怎样用超声检查输卵管的通畅性？

超声检查输卵管分为普通超声检查和超声下通液。普通超声检查：积水量较大的输卵管积水在超声下可以显示出来，表现为子宫两侧有增粗的液性暗区，但是超声的缺点是不能准确分辨输卵管积水和卵巢囊肿。超声下通液：有负性造影剂和正性造影剂两种，负性造影剂多采用生理盐水，正性造影剂可以采用过氧化氢溶液、二氧化碳发泡剂、超声晶氧、手振微泡、声微显等。负性造影剂通过观察宫腔分离情况及盆腔是否出现积液或积液量是否增加来间接判断输卵管是否通畅，难以直接观察液体在双侧输卵管内的流动情况，因此临床上已很少用。正性造影剂是观察造影剂强光点在双侧输卵管内流动的速度，流动量多少及强光点是否进入盆腔，但由于受到肠道内气体的影响，盆腔组织对比度较差，因此临床诊断价值较低，而且有形成气体栓塞的风险，目前临床上也很少采用。

27．B 超检查的作用有哪些？

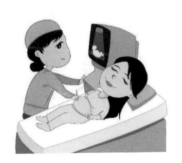

通过 B 超可以观察卵泡发育的过程、卵泡所在的部位、卵泡的大小和数目、卵泡的形态和排卵（成熟卵泡突然消失）等。

28．为什么要做阴道超声？

阴道超声检查是评估卵巢功能、子宫内膜状况最简单，也是最直接的方法，对于评判患者状况，制订助孕方案具有重要意义。

29．阴道超声检查的注意事项有哪些？

进行阴道超声检查前一天避免性生活，检查前注意排空大、小便，以免影响超声检查，无需空腹，注意不要穿连体裤。

30．月经期可以做阴道超声吗?

阴道超声检查在无妇科禁忌时，随时都可以做。每位患者做完检查，医务人员都会对探头进行严格消毒，并套置安全套后对下一位患者检查，检查手法轻柔，所以在经期进行检查时，各位患者不必顾虑会有感染风险，同时月经期行阴道超声检查计数基础窦卵泡数能反映卵巢储备功能和卵巢反应性，该项指标在制订治疗方案时有至关重要的参考意义。因此，在月经期进行阴道超声检查是助孕过程不可或缺的方法。

31．阴道细胞学检查的意义是什么?

阴道脱落细胞主要来自阴道上皮的鳞状细胞，脱落细胞的成熟程度，可以反映雌激素水平。

32．哪些患者需要做诊断性刮宫和子宫内膜活检?

需要做诊断性刮宫和子宫内膜活检：①异常子宫出血的患者，需要排除子宫内膜病变、宫颈病变或其他病变；②功能失调性子宫出血、闭经等月经紊乱的患者，通过诊断性刮宫可以了解子宫内膜的周期性变化；③判断有无排卵的不孕症患者；④需排除子宫内膜结核的患者。

33．诊断性刮宫和子宫内膜活检有什么作用?

子宫内膜活检如果提示子宫内膜为分泌期改变，说明卵巢有排卵且黄体功能正常；如果子宫内膜为增殖期改变，无分泌期改变，则提示无排卵。如子宫内膜发育落后于月经周期 2 天以上为黄体功能不足。如果有子宫内膜增生、子宫内膜息肉、黏膜下子宫肌瘤、子宫内膜结核等子宫内膜疾病，也可以通过诊刮和内膜活检作出诊断。刮取的子宫内膜组织作病理学检查，可以了解子宫内膜对雌、孕激素的反应。如果诊断为子宫内膜结核，刮取的子宫内膜组织可以同时做结核菌培养。

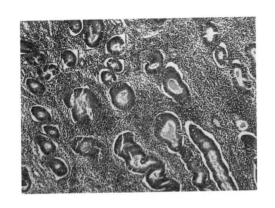

34．为什么有的试管婴儿助孕患者需要做诊断性刮宫并送子宫内膜活检？

通过诊断性刮宫刮取子宫内膜组织送病理检查，可以判断卵巢有无排卵、卵巢激素水平如何，一般子宫内膜呈分泌期提示有排卵，子宫内膜呈增殖期提示无排卵。对于子宫异常出血时，诊刮不仅能起到诊断作用，而且还能起到治疗止血作用，子宫内膜活检对于诊断子宫内膜疾病具有重要意义。

35．什么时候适合做诊断性刮宫？

一般选择月经来潮前或月经来潮 12 小时内进行诊断性刮宫。

36．诊断性刮宫的注意事项有哪些？

由于诊断性刮宫需要经过阴道进行操作，所以在诊断性刮宫前需要检查有无加德纳菌、真菌、滴虫等病原体的感染，若阴道分泌物检查正常便可以进行诊刮，否则需治疗转阴后才可进行诊刮。诊刮前1个月禁止服用任何激素类药物，以免影响子宫内膜的形态，从而影响对疾病的诊断。如果子宫内膜活检发现有子宫内膜结核，应先进行规范的抗结核治疗。

患者在做诊断性刮宫前1周内禁止性生活。诊刮后遵医嘱使用抗生素治疗，以防感染。诊刮后2周内禁止性生活、盆浴。出血、感染是诊刮的主要并发症，术后少量出血为正常现象，若出血量超过月经量，应及时就诊。

37．性交后试验的目的是什么？

性交后试验可以了解精子对宫颈黏液的穿透性和相容性，同时还可以了解宫颈黏液的性状、精液的质量及性交是否成功等相关内容。

38．性交后试验怎么做？

性交后试验是检查不孕症的重要方法之一。通过基础体温、月经周期长度、宫颈黏液变化或B超监测排卵，选择在预测的排卵期附近，试验前至少3天避免性交，禁止阴道冲洗或阴道用药，在性交后6~24小时内检查，取阴道后穹窿液检查有无活动精子，如有精子证明性交成功，然后取宫颈黏液，在400倍显微镜下观察，计数每个视野下的精子数目。若每高倍视野内有 5~20 条活动精子，即为阳性；若宫颈黏液性质良好，重复检查 2 个以上周期均未见精子则为阴性。一般认为，如果每高倍视野有 20 条以上活动精子，则受孕的概率较高。

39. 如何判断性交后试验的结果？

性交后试验阳性：说明夫妇双方有正确的性交技巧；男方精液正常；女方阴道内环境适宜，宫颈黏液与精子具有相容性，受孕概率较高。性交后试验阴性：应首先考虑性交方式是否恰当，可在指导性生活后重复进行性交后试验。反复性交后试验阴性者应复查精液常规，夫妇双方检查抗精子抗体及局部有无炎症等。若考虑精子穿透力异常，可针对阴道、宫颈的病变进行治疗，改变阴道内的酸碱度。若抗精子抗体阳性，需进行免疫治疗。

40. 性交后试验的注意事项有哪些？

性交后试验应注意：①性交后试验并不能代替常规的精液检查，特别是精子形态有异常时需要做精子的形态学检查；②由于体内激素水平，特别是雌激素水平及宫颈、阴道局部的炎症等影响，可能会引起宫颈黏液的量及理化性质发生改变，从而影响试验的结果；③性交时应避免使用具有杀精作用的润滑剂；④进行性交后试验的同时可以检查宫颈黏液，如黏液的透明度、拉丝度，若形成典型的羊齿状结晶，说明试验时间选得合适；⑤如果宫颈有炎症，宫颈黏液黏稠并有白细胞时，不适合做性交后试验，需治疗后再进行。

41．什么是宫颈黏液、精液相合试验？

检查时间选在预测的排卵期附近。取一滴宫颈黏液和一滴液化的精液放在玻片上，两者的距离为 2～3mm，轻轻摇动玻片使两滴液体相互靠近，在显微镜下观察精子的穿透能力。若精子能穿过宫颈黏液并继续向前运动，提示精子活力和宫颈黏液性状正常，表明宫颈黏液中无抗精子抗体。若看到与宫颈黏液接触面的精子有"颤抖"的现象，精子不活动或运动迟缓，则表明宫颈黏液中可能存在抗精子抗体。

42．什么是生殖免疫抗体检查？

血清抗精子抗体阳性，抗心磷脂抗体阳性，抗卵透明带抗体阳性，或抗子宫内膜抗体阳性等。连续 3 个月每月检查 1 次生殖免疫抗体，如果 3 次检查结果均显示抗体阳性，则为免疫性不孕。

43．什么是精子制动试验？

用精子制动试验检测抗精子抗体，精子制动值≥2 为阳性。

44．什么是精子宫颈黏液穿透试验？

将排卵前期的宫颈黏液吸入毛细管内，放入精液中，在 37℃下放置 1 小时，观察精子穿透宫颈黏液的最远距离，<5mm 为无穿透力，6～19mm 为中等穿透力，>20mm 为穿透力良好。

45．什么是精子凝集试验？

利用抗体和抗原之间相互凝集的原理来检测抗体，常用的有明胶凝集试验、试管玻片凝集试验、浅盘凝集试验等。

46．宫腔镜在不孕症检查中的意义？

宫腔镜是普遍用于子宫腔内检查和治疗的内镜，使用它可以直接清楚地观察宫腔内情况，了解有无导致不孕的宫腔内因素，而且能够同时对异常情况做必要的手术治疗。针对不孕症检查，宫腔镜不需开腹手术，方法简易、安全、经济，效果满意。可以检查的内容包括：①检查输卵管是否通畅及是否存在宫腔病变；②输卵管通液为通而不畅或阻塞者；③宫腔粘连、流产后闭经、异常子宫出血；④子宫输卵管造影发现输卵管间质部阻塞或输卵管纡曲细长或宫腔有充盈缺损者；⑤子宫内膜息肉、子宫黏膜下肌瘤、子宫畸形（鞍状子宫、纵隔子宫、单角子宫）；⑥宫腔镜下胚胎镜、输卵管镜检查，配子及胚胎移植；⑦颈管内膜增生，颈管内膜息肉；⑧评价子宫内膜的着床功能；⑨子宫内膜活检。

47．为什么要做宫腔镜？

宫腔镜的适应证很广泛，比如子宫异常出血、月经量过多或过少、月经周期不准、子宫肌瘤、宫内节育器移位、宫腔内异物等。对于行试管婴儿治疗的患者，宫腔镜多针对：多次胚胎停育、子宫内膜息肉、子宫黏膜下肌瘤、宫腔粘连、子宫纵隔、不孕症输卵管病因检查、子宫畸形的诊断及移植前评估患者的宫腔状态。

48．宫腔镜的作用有哪些？

通过宫腔镜检查，可以发现宫腔粘连、子宫畸形、子宫内膜息肉、黏膜下肌瘤，了解子宫出血的部位和原因，还可以观察到输卵管开口的情况以及输卵管是否通畅。在检查的同时还可以利用宫腔镜进行治疗，如分离宫腔粘连、摘除黏膜下肌瘤、切除子宫纵隔、摘除子宫息肉等。据国外报道因不孕症而接受宫腔镜检查的患者中，有19%～62%的患者宫腔内有异常病变，主要病变为子宫内膜息肉。

49．哪些患者需要做宫腔镜？

①不孕症患者经常规检查怀疑有子宫畸形、子宫内膜息肉、黏膜下肌瘤、子宫腔内异物、宫腔粘连或子宫内膜异常增生者；②子宫内膜病变需要在宫腔镜下进行手术治疗者；③子宫异常出血者；④复发性流产以及原因不明的不孕症者。

50．哪些患者不适合做宫腔镜？

①有急性、亚急性阴道、盆腔感染性疾病的患者；②近期有子宫穿孔史和宫腔操作史；③发热；④宫颈狭窄，重度宫腔粘连患者；⑤子宫活动性出血的患者；⑥患有严重内科疾病，难以耐受膨宫操作的患者；⑦生殖道结核活动期。

51．宫腔镜术前需要注意什么？

建议宫腔镜检查在月经干净后3～7天内进行，此时子宫内膜处于增生早期，内膜较薄，出血少，黏液分泌少，宫腔内病变易于暴露。若子宫内膜不超过 8mm，月经干净 10 天以内都可以进行宫腔镜检查。若为胚胎移植前宫腔镜，则根据试管婴儿治疗情况安排手术，术前禁止性生活，准备好近期的传染病及心电图检查结果，避免感冒。

52．宫腔镜术后需要注意什么？

宫腔镜手术属于微创手术，有助于诊断、治疗和随访子宫内部病变。与传统手术相比有很多优势，如创伤小、痛苦小及安全性高等，但是术后也要注意以下事项：①注意腹痛情况，术后若出现腹痛、发热等不适，请及时随诊；②术后禁食 4 小时，以防麻醉手术引起恶心、呕吐；③常规卧床休息 30 分钟，每 30 分钟测血压、脉搏、心率，连续 6 次；④术后 2 周内可能会出现阴道少量出血现象，若出血量超过月经量请及时复诊；⑤遵医嘱使用抗炎药物（一般 3~5 天），预防感染；⑥尽量少吃辛辣刺激的食物，多食奶类、肉类等，注意营养均衡；⑦术后 2 周禁止性生活及盆浴，保持外阴清洁干燥；⑧遵医嘱复诊。

53．腹腔镜的作用有哪些？

任何影响精卵结合的因素都会引起不孕。盆腔粘连、输卵管阻塞、子宫内膜异位症是引起女性不孕的常见原因。这些病变均位于盆腔的深部，使用普通的检查方法难以发现。由于这些病因不能及时发现，往往延误了不孕症患者的治疗。通过腹腔镜可以直接观察子宫、输卵管、卵巢、盆腔有无病变或粘连。输卵管通畅性检查提示输卵管病变或盆腔粘连，或各项输卵管通畅性检查均正常但仍未怀孕者，可作腹腔镜进一步了解盆腔的情况。腹腔镜可同时联合输卵管通液术，直接观察输卵管是否通畅；若盆腔、输卵管周围有粘连可行腹腔镜下粘连松解术；若输卵管伞端阻塞可行造口术或成形术；如果输卵管病变较严重可行输卵管切除术；考虑子宫内膜异位症的患者，如果发现盆腔内有棕黄色、紫蓝色结节或卵巢巧克力囊肿，即可诊断为子宫内膜异位症，对于卵巢巧克力囊肿的患者可以行囊肿剥除术，卵巢表面、盆腔腹膜等处的子宫内膜异位结节可以作电灼术，必要时在病变处取活检；对于顽固性的多囊卵巢综合征患者，在腹腔镜检查的同时可行卵巢打孔术或楔形切除术。

54．哪些患者需要做腹腔镜?

①输卵管因素不孕，输卵管积水或输卵管卵巢囊肿，需要分离粘连、整形、输卵管造口的患者；②对于子宫内膜异位症的诊断、分期及病灶清除，腹腔镜是确诊的金标准；③子宫畸形患者，腹腔镜可以协助宫腔镜手术；④原因不明性不孕，腹腔镜可以明确或排除盆腔疾病的确切部位、程度和范围，制订治疗方案；⑤输卵管结扎术后想做输卵管复通的患者可行腹腔镜手术。

55．哪些患者不适合做腹腔镜?

①患有严重心、肺疾病不能耐受气腹、气管内插管及麻醉的患者；②腹腔或膈肌疝患者；③凝血系统功能障碍患者；④胃肠明显胀气如肠梗阻、肠管扩张患者；⑤弥漫性腹膜炎、腹腔广泛粘连患者；⑥子宫肌瘤及卵巢肿瘤>10cm 的患者。

56．什么时间适合做腹腔镜检查?

腹腔镜检查的时间在月经干净后 3~7 天内进行。对于有排卵障碍的患者，检查时间选择在黄体期进行，因为此时能观察到排卵斑和黄体。

57．腹腔镜检查需要做哪些术前准备?

①全身体格检查、盆腔检查，辅助检查包括心电图、胸部 X 线检查，以及肝、肾功能检查以评估麻醉风险；②术前 3 天服用抗生素抑制肠道细菌，无渣半流质饮食 2 天，手术前 1 天禁食并补液 2 500~3 000ml，手术当日禁食；③术前需留置导尿管，如果有阴道操作，需术前冲洗阴道 3 天；④清洁腹部皮肤，注意脐部的清洁。

58．腹腔镜术后有哪些注意事项?

①术后一般不需要留置导尿管，阴道操作较多者可留置导尿管 24 小时；②术后数小时后恢复正常饮食；③口服抗生素 3 天预防感染，盆腔炎及盆腔脓肿引流者适当延长抗生素的使用时间。

（王薇　葛亮）

第四节　治疗

1．如何治疗排卵障碍？

（1）诱导排卵：利用不同的药物逐渐调整月经周期，就可以促进卵巢里的卵泡正常发育和排卵。

（2）物理疗法：对于一部分病因不太明确的患者，可尝试采用恒频共振等物理方法，促进子宫血液循环和排卵达到生育目的。

（3）积极锻炼身体，体重较大的女性应积极减重，以期恢复正常排卵。

2．子宫因素不孕的治疗措施有哪些？

子宫因素导致的不孕有很多，例如子宫畸形、发育不良、双角子宫、残角子宫、鞍形子宫等，这些因素有可能造成绝对性不孕。首选宫腔镜手术，可以治疗子宫畸形、子宫内膜息肉、黏膜下肌瘤、子宫内膜的炎症、宫腔粘连等。

3．输卵管因素不孕应该怎样治疗？

输卵管不通的情况中，近端不通约占40%，远端不通约占35%。若为近端阻塞，由近及远的疏通最为合理。随着宫腔镜技术不断发展和日臻完善，宫腔镜下输卵管插管疏通治疗近端阻塞已被证实是相对简易、安全、经济、有效的方法，被视为疏通输卵管近端阻塞的最佳策略。这种技术也被视为治疗输卵管通而不畅的最佳选择。而远端阻塞通常由盆腔炎症或子宫内膜异位症引起，往往合并盆腔粘连、输卵管走行纡曲、输卵管积水等病变，单纯宫腔镜下插管通液成功率低，需要进行腹腔镜联合宫腔镜手术治疗。对于年龄较大、不孕时间较长、输卵管严重积水、插管通液治疗效果不理想或存在男方不孕因素的患者，可考虑借助辅助生殖技术助孕。

4. 如何治疗输卵管积水所致的不孕？

（1）保守治疗：包括综合治疗，中医（活血化瘀）+西医（消炎）+理疗（微波、超短波），但效果不确定，且个体差异较大。

（2）手术治疗：依据患者病情可采取不同方法。输卵管积水会影响到妊娠结局，助孕治疗前进行合理的预处理是很有必要的。目前主要采取手术治疗，包括输卵管切除术、输卵管造口术、输卵管近端结扎术、超声引导下输卵管积水穿刺术等。具体到每位患者身上治疗方式又不太一样。

（3）助孕治疗：经过保守治疗或手术治疗仍然很难怀孕者，或是患者年龄较大，或者男方精子质量异常的患者，可以借助人工授精或试管婴儿技术助孕。

5. 什么是不明原因不孕？如何治疗？

不明原因不孕是指夫妇有正常性生活，女方排卵正常，经妇科检查及全面体检未发现异常，男方精液及其他检查均正常，但两年以上未怀者。也就是说夫妻双方均未查出与不孕相关的原因。我们将不明原因不孕的治疗步骤归纳为"三部曲"：诱导排卵、宫腔内人工授精、体外受精－胚胎移植。

6. 如何治疗多囊卵巢综合征?

多囊卵巢综合征的治疗为终生治疗，而且根据不同的年龄阶段进行不同的治疗，有着不同的治疗原则。比如青春期少女，暂不考虑生育问题，主要任务是维持正常的月经状态，保持较为规律的月经周期，30～40天维持一次月经来潮，保护子宫内膜，因为长期闭经会引起子宫内膜病变。另外，长期不来月经有可能造成子宫的不规则出血，大量出血会引起贫血等疾病。对于生育年龄的妇女，主要考虑生育问题，首要任务是通过促排卵指导怀孕，提高妊娠率，而且生育年龄阶段的女性可能合并胰岛素抵抗，或者高血糖，需要药物治疗改善胰岛素抵抗来提高妊娠率，降低流产率。对于已经生育过的女性，主要任务是维持正常的月经，保护子宫内膜，预防多囊卵巢综合征对心脑血管造成的远期风险，预防子宫内膜的病变。多囊卵巢综合征需要系统的治疗和长期的随访，建议多囊卵巢综合征患者到正规的医疗机构进行规范化治疗。

7. 如何治疗未破裂卵泡黄素化综合征?

未破裂卵泡黄素化综合征的病因和机制并不十分清楚，最常见的原因为内分泌调节紊乱。因为本病常常合并多囊卵巢综合征、高泌乳素血症、高雄激素血症等，这些疾病造成卵巢表面增厚，卵泡不易破裂。其次，临床研究发现，促排卵后容易出现卵泡不破裂的现象。因此促排卵药物的不合理使用，使用时机不当，LH过高，hCG过早或延迟使用，均可能发生未破裂卵泡黄素化综合征。所以一般需要先调整月经周期3个月，使基础激素水平正常后再促排卵治疗，效果会更好。另外，子宫内膜异位症、炎症造成的粘连，可以在卵巢表面形成粘连带而妨碍卵泡的破裂。一次发现卵泡不破裂，可以继续观察，如果多次不破裂，可以穿刺卵泡。可以进行 hCG 治疗，或者配合人绝经期促性腺激素（human menopausal gonadotropin，HMG）弥补体内 FSH 的不足，以提高促排卵的成功率。

8. 如何治疗黄体功能不足？

（1）促进卵泡发育：用促排卵药物促进卵泡发育和排卵，以促进正常黄体形成。当监测卵泡发育成熟时，使用绒促性素使卵子最后成熟并排出，达到促进黄体形成和提高其分泌孕酮的功能。

（2）刺激黄体功能：于基础体温上升后开始，肌内注射绒促性素 1 000～2 000U，每隔 2 天注射 1 次，共 3 次，可使孕酮上升。

（3）补充黄体功能：按照医生的要求，自排卵后开始补充黄体酮制剂。

9. 如何治疗高泌乳素血症？

对于高泌乳素血症患者，治疗的目的是抑制泌乳素的分泌、恢复正常的月经和排卵功能、减少乳汁分泌及改善肿瘤压迫症状。一般先观察暂不给予药物治疗，不能继续观察的尽量采用药物治疗（常用多巴胺受体激动剂），药物治疗欠佳或者肿瘤所致的高泌乳素血症可行手术治疗或者放射治疗。

需要注意的是：手术治疗高泌乳素血症也并非一劳永逸，5 年复发率可达 50%。术后 1～2 周泌乳素可恢复正常水平，故术后 1～2 周应复查血清泌乳素水平及头颅 MRI；3 个月后复查血清泌乳素及头颅 MRI；之后至少每 6 个月复查 1 次血清泌乳素水平，同时每 1～2 年复查头颅 MRI。

对于无妊娠需求的高泌乳素血症患者：恢复排卵功能的患者可小剂量药物维持及随诊，未恢复排卵功能的患者根据用药情况予以人工周期或避孕药。

对于有妊娠需求的高泌乳素血症患者：高泌乳素状态对自然排卵和促排卵治疗均不利，大部分患者在泌乳素恢复正常水平后可恢复正常月经和正常排卵。因此，首要条件应尽可能使泌乳素水平恢复正常，然后给予氯米芬等药物促排卵。

10. 高泌乳素血症患者经治疗后泌乳素恢复正常，是否还需要助孕治疗？

高泌乳素状态对自然排卵和促排卵治疗均会产生影响，大部分患者在泌乳素恢复正常后可恢复月经和正常排卵。为达到生育目的，首先要尽可能地使泌乳素水平恢复正常，然后给予氯米芬等药物促排卵。

11. 子宫腺肌症所致不孕的治疗方法有哪些？

（1）药物治疗：症状较轻，仅要求缓解痛经者可给予对症治疗，痛经时给予非甾体抗炎药，如芬必得、吲哚美辛或萘普生等。

"假孕疗法"适用于症状较轻，暂无生育要求及近绝经期患者，口服避孕药或孕激素可以使异位的子宫内膜蜕膜化和萎缩而起到控制子宫腺肌症发展的作用。

宫内节育器适用于月经量大、痛经，暂无生育要求的患者，可选择含有高效孕激素的节育器，通过其在子宫局部持续释放孕激素以控制异位病灶发展，但是需在规定时间内取出或更换。

假绝经疗法（"药物性卵巢切除"或"药物性垂体切除"）可以术前缩小病灶及术后减少复发。所用药物为 GnRH-a，使体内的激素水平达到绝经状态，从而使异位的子宫内膜逐渐萎缩而起到治疗的作用。应用 GnRH-a 后可以使子宫明显缩小，可以作为病灶较大、手术困难患者的术前用药，等待子宫缩小后再手术，降低手术的风险和难度。假绝经疗法的副作用为出现更年期症状，甚至导致严重的心脑血管并发症及骨质疏松等，所以建议在应用 GnRH-a 3 个月后反向添加雌激素以缓解更年期症状。由于 GnRH-a 费用较高，所以目前并不主张作为长期治疗的方案，一旦停药月经恢复，就可能导致病变的再次进展。

（2）手术治疗：手术治疗包括根治手术和保守手术。根治手术即为子宫切除术，保守手术包括腺肌症病灶（腺肌瘤）切除术、子宫内膜及肌层切除术、子宫肌层电凝术、子宫动脉阻断术以及骶前神经切除术和骶骨神经切除术等。

（3）子宫切除术：适用于无生育要求的患者，且病变广泛，症状严重，保守治疗无效。而且，为避免病灶残留，以全子宫切除为首选，一般不主张部分子宫切除。

（4）子宫腺肌症病灶切除术：适用于有生育要求或年轻的患者。因子宫腺肌症的病灶多数呈弥漫性，并且与子宫正常肌肉组织界限不清，因此选择适宜的手术切除方式以减少出血、残留并利于术后妊娠是一个比较棘手的问题。

（5）介入治疗：选择性子宫动脉栓塞术也可以作为治疗子宫腺肌症的方案之一。该治疗方法的目的是使异位子宫内膜坏死，分泌前列腺素减少，缓解痛经，减少月经量，降低复发率；建立在位内膜的侧支循环，由内膜基底层逐渐移行生长恢复功能。但是子宫动脉栓塞术会影响子宫及卵巢的血液供应，从而影响妊娠，可能会导致不孕、流产、早产，增加剖宫产的概率。

（杨柳）

第三章 男性不育

第一节 认识男性不育

1. 什么是男性不育症?

世界卫生组织（World Health Organization，WHO）规定，夫妇双方未采用任何避孕措施同居生活 1 年以上，由于男方因素造成女方不怀孕者，称为男性不育症。

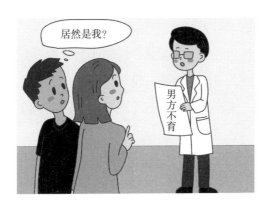

2. 通常哪些因素可以引起男性不育症?

男性不育症不是一种独立的疾病，而是由某一种或很多种疾病和 / 或因素造成的结果。因此，导致男性不育的因素多种多样，大致可以归纳为以下几种：

（1）精液异常：是导致男性不育的一个非常重要的原因，主要包括无精、少精、弱精、血精、精子畸形和死精等，特别是少精、弱精症不育、无精症不育、死精症不育和血精症不育为最主要的原因。这些原因导致的男性不育症治疗比较困难。

（2）男性生精障碍：如精索静脉曲张、先天性睾丸发育不良、隐睾、睾丸炎或睾丸萎缩、内分泌疾病等因素，能够引起精子数量减少、活动力降低，或精子出现畸形，导致不育。这种原因导致的不育症治疗起来也有一定的难度。

（3）男性输精受阻：也会导致不育症的发生，比如附睾、输精管、射精管和尿道等输精管道的病变，可造成精液输送障碍，临床上一般表现为梗阻性无精子症，直接影响男性生育。这种情况导致的不育症的治疗主要以恢复输精管输送精液的功能为主，比起前面的两种不育症原因来说，这种治疗的希望是比较大的。

（4）男性射精障碍：如阳痿、外生殖器畸形、外伤，以致不能性生活，或早泄、逆行射精等，精液不能进入女性生殖道内，也不能孕育成胚胎。这种原因导致的不育症经过积极治疗是可以获得好转的。

除以上主要因素外，导致男性不育的还有免疫性因素、疾病因素等，如精子抗原性过强、精囊炎、前列腺炎、前列腺素异常等，长期吸烟、酗酒等，均可引起男性不育。这种原因导致的不育只要去除病因往往可以获得好转。

3．男性不育患者什么时间就诊最好？

建议男性不育患者就诊时间控制在禁欲的 2～7 天，以便行精液检查，尽早诊断，进行相应的治疗。

4．不育男性初诊必做的检查项目有哪些？

男性初诊检查主要是精液检查，如果精液检查异常，进一步明确诊断则需要做染色体检查或睾丸穿刺取精，以明确病因。

5．前列腺炎到底是怎么回事？

前列腺炎是由前列腺特异性和非特异感染所引发的全身或局部的急慢性炎症。前列腺炎是一种发病率非常高，且让人非常困惑的疾病。前列腺炎对男性的性功能和生育功能有一定影响。前列腺充血（如性生活过频、性交被迫中断、骑自行车、久坐、酗酒、贪食油腻食物、按摩过重、感冒受凉等）、尿液刺激、病原微生物感染、免疫性因素等都可导致前列腺炎的发生。

前列腺炎症状轻重程度不同，轻者可无明显症状，重者会出现全身不适。前列腺炎的典型症状有排尿不适，后尿道、会阴和肛门处坠胀，生殖器、小腹、大腿根部出现放射性疼痛、性功能障碍、神经衰弱等。前列腺炎的检查包括前列腺液常规、尿液检查以及前列腺 B 超。

前列腺炎的治疗，主要有以下几种：抗菌药物对因治疗；非甾体抗炎药可改善症状，一般使用吲哚美辛内服或栓剂，中药使用消炎、清热、解毒、软坚药物可达到一定效果；前列腺按摩可排空前列腺管

内浓缩的分泌物以及引流腺体
梗阻区域的感染灶，因此对顽
固病例可在使用抗生素的同时
每 3~7 天做 1 次前列腺按摩；
多种物理因子被用于前列腺理
疗，如微波、射频、超短波、
中波和热水坐浴，对松弛前列

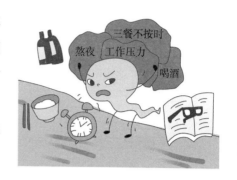

腺、后尿道平滑肌及盆底肌肉，加强抗菌疗效和缓解疼痛有一定好
处；前列腺痛、细菌性或非细菌性前列腺炎患者的前列腺、膀胱颈及
尿道平滑肌张力增加，排尿时后尿道内压增高导致尿液反流入前列腺
管，是引起前列腺痛、前列腺结石及细菌性前列腺炎的重要原因，应
用 α - 受体拮抗剂可有效改善前列腺痛及排尿症状，对防止感染复发
有重要意义；外科治疗可用于反复发作的慢性细菌性前列腺炎。前列
腺摘除能够达到治愈的目的，但是要慎用。

6. 隐睾会造成男性不育吗？

　　隐睾是指睾丸未下降至阴囊。正常情况下，随着胎儿的生长发
育，在子宫内发育的后期，睾丸开始下降，于胎儿后期降入阴囊，如
果在下降过程中受到阻碍，就会形成隐睾。

　　如果睾丸没有下降或在不正常的位置，睾丸质地会发生变化，包
括曲细精管变细、精原细胞减少等。造成这些病变的原因在于阴囊的
皮肤有很大的伸缩性，受冷时变厚，受热时变薄，具有调节温度的作
用，以保持睾丸的温度低于体温约 1℃。睾丸的生精细胞对于温度相
当敏感，过高或过低的温度对生精细胞都会产生影响。随着时间延

长，隐藏的睾丸会发育异常、萎缩甚至恶变，而睾丸产生精子的组织发育不全，造成精液质量下降，甚至无精子，导致男性不能生育。

7. 精索静脉曲张患者是否会出现生育力下降？

许多精索静脉曲张患者可以正常生育，所以患有精索静脉曲张并不一定影响生育，患者能否生育的关键在于疾病对睾丸的损害程度，这可以通过简单的睾丸检查和精液分析来判断，如果精液检查结果正常，可以暂时不考虑手术治疗，每3~6个月定期进行精液常规检查。

对于那些患有精索静脉曲张而且精液质量异常的男性不育患者，如果精液质量和精索静脉曲张恶化的程度相伴且进行性加重，可以认为此部分患者的精索静脉曲张影响了生育能力，积极干预可获得较满意的效果。

精索静脉曲张与精液异常、睾丸萎缩、睾丸灌注减少及睾丸生精功能障碍等有关，具体原因可能为：①精索静脉曲张可使睾丸温度升高，睾丸组织内 CO_2 蓄积，导致生精障碍，导致睾丸间质细胞合成睾酮减少；②精索静脉压升高导致睾丸灌注不足，妨碍睾丸的新陈代谢；③精索静脉曲张造成静脉血回流不畅导致睾丸淤血缺氧，CO_2 蓄积，干扰睾丸的正常代谢，影响精子发生和成熟；④肾上腺回流的血液可沿精索静脉逆流，将肾上腺和肾脏分泌的代谢产物如类固醇、儿茶酚胺、5-羟色胺等物质带入精索内静脉，导致睾丸内精子的成熟障碍；⑤静脉曲张时附睾损害，使精子获得向前运动的动力减弱，运动速度下降；⑥两侧精索静脉之间有交通支，一侧精索静脉发生病变影响对侧精索静脉发生曲张病变。

8．包皮过长是否会导致男性不育？

包皮过长（包茎）对性生活会造成一定的影响，可导致男性出现性功能障碍，如早泄，或是出现不射精，这些情况都会造成女性不孕；另外，由于包皮垢感染可导致前列腺炎的发生，这种情况还会影响到精液中精子的活动力和精液黏稠度，也会影响生育。

包皮过长可导致器质性损害，当发生嵌顿性包茎时，可导致龟头水肿，重者可致龟头坏死。有的还会出现尿道口感染，引起包皮和龟头黏膜粘连，则影响龟头发育，重者会导致龟头畸形，对性生活产生影响，自然也就会影响受孕。

对女性而言，如果男性包皮过长发生炎症的话，会通过性生活导致女方感染而引起妇科炎症，如阴道炎、宫颈炎或是输卵管炎等，都有可能导致女性不孕的发生。

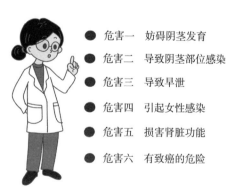

- 危害一　妨碍阴茎发育
- 危害二　导致阴茎部位感染
- 危害三　导致早泄
- 危害四　引起女性感染
- 危害五　损害肾脏功能
- 危害六　有致癌的危险

9．如何正确认识精液带血？

患者往往发现血精时比较恐慌，一是疑惑为什么会出现血精；二是担心血精会对身体造成危害。那么血精到底如何治疗呢？

发现血精，首先要明确病因，是什么原因引起的血精，比较常见的原因有精囊炎，其次是纵欲过度，某些组织因急剧充血和机械性碰撞出现微细小血管破裂出血所致。发现血精后只要积极治疗是比较容易治愈的。以往在血精的诊断和治疗中存在诸多临床难题，大多数病例很难明确病因，一般被认为是慢性精囊炎或特发性血精，大多仅选择抗感染、止血等对症治疗，因而导致部分患者得不到及时准确的诊断和确切有效的治疗而迁延不愈。

如果原发病治疗不理想，还会导致全身健康状况下降，性功能减退，生育力降低，这样势必发展为男性不育症。因此发现血精一定要早治疗。对于过度房事，只要暂停房事1~2周就能完全恢复。而炎症所致的出血多半时好时坏，持续时间较长，通过正规抗感染治疗，可以得到控制；部分症状持续、病情未见好转的患者，可通过内镜治疗，得到较好的疗效。

10. 男性阳痿是否会对生育造成影响？

相对而言，阳痿是会影响生育的，但也不是绝对的，男性阴茎不能勃起，无法完成性生活，这样当然很难使女方怀孕了。男性不育的原因较多，主要指精液中没有足够数量和正常质量的精子，使卵子无法受精。患有阳痿的人，精液和精子可以是正常的，只不过是因为不能完成性交而不能达到使卵子受精的目的。大多数阳痿是属于功能性的，只要找到原因并给予正确治疗，大多可以恢复正常的性功能。而患有阳痿的男性，如果经系统治疗仍无法正常性生活时，可通过经皮睾丸/附睾穿刺提取精子，通过试管婴儿技术完成生育，因而不能将阳痿轻率地当成不育症。

11．如何正确认识早泄？

早泄是最常见的男性性功能障碍，约有 1/3 已婚男性在不同程度上曾经或一直为此烦恼。但是目前临床上还没有一个满意而统一的标准。一般认为阴茎进入阴道之前，正在进入或刚进入不久即发生射精

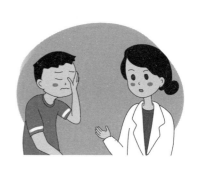

称为早泄。严重的早泄容易被诊断，偶尔出现一次或数次射精过早不能认为是病态，新婚夫妇由于缺少性生活经验，过于激动和紧张，出现"早泄"并不罕见。大部分夫妻双方在取得性生活经验后，均能找到共同达到性高潮或比较和谐的性生活方式。

早泄的治疗方法包括注意饮食，加强锻炼，积极治疗早泄原发病（例如前列腺炎、尿道炎、精囊炎、睾丸炎、包皮过长等），对于性生活应正确认识和对待，性生活应规律，戒除手淫习惯。

12．同房时不射精怎么办？会不会影响生育？

不射精不仅可以导致不育，长期存在甚至可以导致性欲改变、勃起功能障碍。因此，需要给予重视并积极治疗。治疗不射精，需要患者妻子的理解和配合。因此，妻子要体谅丈夫，多加宽慰，夫妻共同求医，协同治疗。夫妻双方应充分了解性器官的解剖及生理功能、性反应过程等知识，掌握正确的性交姿势和方法，使射精中枢受到足够的性刺激。性交时持续加大阴茎在阴道内的提插频率和幅度，同时女方可以控制收缩阴道括约肌，以增加摩擦和对阴茎的刺激强度，并用

手托起阴囊压向男方的耻骨联合，促使男性性高潮的到来达到射精的目的。若仍不能达到射精，可先将阴茎拔出阴道，由女方用手进行强刺激，当有射精紧迫感时，再将阴茎重新插入阴道，并高频率、大幅度提插，直至射精。如果上述方法仍达不到阴道内射精，可自行手淫或由女方帮助，采用最刺激的性方式，促使阴道外射精，体验射精的感觉，再用以上方法逐渐过渡到阴道内射精。

13. 遗精、手淫会导致男性生育力下降吗？

偶尔遗精对生育没有什么影响，若频繁遗精并伴有阳痿或早泄，常因精液质量下降或性功能障碍而造成不育。造成遗精的原因主要是大脑皮质的抑制过程减弱，性中枢兴奋性增强，在有性方面的刺激时，常可出现遗精。内裤过紧、包皮垢刺激等可导致反射性遗精，包皮龟头炎，尿道、前列腺、精囊等部位的炎症等均可能出现遗精，应积极治疗，避免进一步引起精液质量下降，导致不育。

长期手淫可导致慢性前列腺炎，引起尿频、尿沫滴白、下腹及会阴部不适、腰酸无力、性欲减退、阳痿、早泄、不射精等，以致经常头昏脑涨，长期频繁手淫可造成严重的精神负担，由于射精频繁，可造成精液质量下降，性欲减退，有的因射精刺激阈值升高，以致在正常性生活时不能射精，均可影响生育。中医理论认为，手淫和房事过度，都是造成肾气虚损、肾精不足、肾液枯竭的主要病因，以致出现男子遗精、滑精、阳痿、早泄或射精困难，以及腰酸腿软、耳鸣脱发等性功能衰退症状。可见，男性的过度手淫对身体有很大危害，不仅对自身的心理产生影响，对生育也会产生很大的影响，所以减少手淫是很有必要的。

（赵小东　王建文）

第二节 不良生活习惯影响男性生育力

1．男性生育力是否会因为长期开车而下降？

近年来，随着生活水平的提高，买车的人越来越多，开车上下班，或是长时间驾驶汽车，已经成为很多男性生活的一部分。长时间驾驶汽车的男性，更容易发生不育。长期驾车引起阴囊温度升高，而高温对睾丸内的精子生成会产生不良影响，造成精子数量减少，活力降低，畸形精子比例增高。此外，男性阴囊伸缩性较大，分泌汗液较多，加之阴部通风差，容易藏污纳垢，局部细菌常会乘虚而入，这样就会导致前列腺炎等泌尿生殖道感染，进而降低精液质量，引起男性不育。

2．烟草会不会损伤精子？

众所周知，烟草中有多种有害物质，其中尼古丁的毒性最强，1支香烟中的尼古丁含量约1mg。多项研究已证实，尼古丁有抑制性激素分泌及杀伤精子的作用。在烟雾浓缩物或大量吸烟者的尿液提取物中发现含有诱发细胞畸变的物质，使睾丸的生精上皮受到毒害，以致精液质量降低。

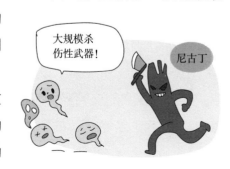

烟草中的有害物质，通过抑制睾酮的分泌及损伤阴茎动脉管壁等影响，可导致阴茎勃

起功能障碍，致使性交能力降低，甚至阴茎无法勃起，同时烟草毒素可阻碍精子和卵子的结合，这些都大大降低了女性的受孕概率。

3．喝饮料会不会引起精液质量变差?

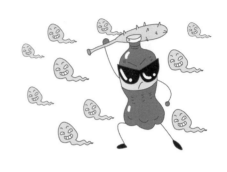

刺激性饮品，如可乐等碳酸饮料，其中大多数添加有碳酸、柠檬酸、乳酸成分，长期饮用会使人体体液处于酸性状态，而人体体液，如精液处于碱性状态，碳酸饮料容易对男性精液的碱性状态产生干扰，影响精子的成活率。而碳酸饮料中的酸性物质、添加剂、防腐剂和咖啡因共同形成的作用，会在一定程度上降低性功能，并抑制精子的活力，影响男性的生育能力。

4．洗热水澡会影响男性的生育力吗?

男性的生殖器官是需要在恒定的温度下才不会出现生育问题，精子需要在比正常人体体温稍低的环境中才能正常产生和成熟。一旦温度过高，就会影响到精子的成熟和雄性激素的分泌。很多男性喜欢洗热水澡或者泡温泉，尤其是在冬天，洗澡水温度一般都会高于人体体温，

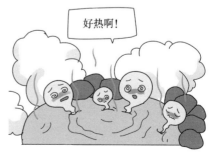

好热啊!

这样就会破坏精子的生存环境，精子承受不了高热，自然就会被"热死"，从而导致男性不育。

5. 常跷"二郎腿"会引起精液质量不好吗？

跷二郎腿是为了调整身体的重心，但这个动作并不可取，而且长期下去还会导致脊椎变形、影响男性生殖健康等。男人跷二郎腿时，两腿通常会夹得比较紧，使大腿内侧及生殖器周围温度升高。对男性来说，这种高温会损伤精子，降低精液质量，长期如此，可能影响生育能力。建议跷二郎腿的时间最好不超过 10 分钟，两腿切忌交叉过紧，如果感觉大腿内侧有汗渍渗出，最好在通风处走一会儿，以尽快散热。

（赵小东　王建文）

第三节　有害理化因素影响男性生育能力

1. 男性精子会受到哪些职业因素的影响？

人类的生存和发展中环境是物质基础，环境因素主要包括物理、化学、生物、行为和社会等几个方面。如果所从事的职业长期暴露于有害环境因素中，当有害环境因素长期综合性地作用于人体时，能够干扰生殖发育的多个环节，危害生殖健康。

从事放射线或核物理等相关行业者，往往暴露于电离辐射，各种射线直接损伤生殖细胞已有明确定论；一些行业，例如无线电通信、雷达导航、电视台、科研和医疗等经常接触到微波辐射，会损害生精细胞、影响精子的活力和睾丸的内分泌功能；精子成熟所需要的环境比

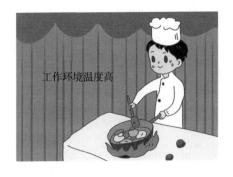

工作环境温度高

体内温度低，因此，从事持续热暴露职业的人员，如厨师、办公人员、司机等，精液质量的一个或多个方面都会受到负面影响。

2．生活中导致男性精子质量下降的化学性因素有哪些？

我们所处的环境里，空气、水以及泥土中含有不少影响人类生殖的化学物质，如铅、汞、镉等有害重金属，种类繁多的农药、杀虫剂，以及人们服用的某些药物，都会对精子质量构成威胁。男性精子质量下降主要是由于环境因素产生化学物质所致，而这些化学物质会造成男性生殖系统发育异常、退变、萎缩，使得睾丸等器官功能下降，甚至衰竭，进而导致男性精子质量较差。

3．需要预防哪些化学物质对男性生育力的损害？

男性需要警惕生活中各种可以损害生育能力的有害化学物质，提高精液质量，保护自身生育能力。

烟酒：吸烟一直以来都是影响身体健康的大敌，对精液的影响同样明显。研究表明，吸烟者与非吸烟者相比，精液质量的各种指标都显著降低，精子的畸形率升高。烟草中产生的尼古丁和多环芳香烃类

化合物会引起睾丸萎缩和精子形态改变。酒精对人体肝脏和男性睾丸都有直接的影响。慢性酒精中毒的患者会出现睾丸萎缩，导致精液质量下降。因此，男性一定要避免经常性的过度饮酒。

雌激素会对男性生殖系统产生明显影响，包括影响雄激素的水平，引发睾丸组织结构变化，降低精液中的精子数量。男性长期接触生活中含有雌激素的物品，会对生殖健康造成较大危害。因此，男性护肤时应避免使用含有雌激素的女性化妆品。

化学添加剂被普遍应用于玩具、食品包装、指甲油、头发喷雾剂、香皂和洗发液等数百种产品中。研究表明，邻苯二甲酸酯可干扰内分泌，使男性精子数量减少、运动能力低下、形态异常，严重的还会导致睾丸癌，是造成男性生殖问题的首要原因。

抗癌、激素类、抗生素等药物会损害男性性腺功能，造成精子数量和质量下降。患者年龄越小、使用药物剂量越大、疗程越长，对生育功能的损害越严重，恢复生育功能所需的时间也越长。目前，社会上各种药品泛滥，可能会影响睾丸的正常生精功能，未婚未育者在选择时应格外小心。

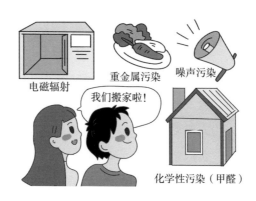

4．生活中的常用电器会影响精液质量吗？

家电、手机、微波炉等是我们生活中必不可少的生活用具，更多的人已经意识到这些电器产生的电离、微波辐射可能会影响我们的身体健康。目前，已有大量的科学研究证实，如长期近距离使用电吹风、电脑、手机、微波炉等电子产品，尤其喜欢把手提电脑放在膝盖上或把手机放在裤兜里，会抑制精子生成，出现大量死精子、畸形精子。

5．重金属对男性精子质量有什么影响？

长时间接触重金属元素与有机毒物可对精子的活力产生较显著的影响，它不但影响精子的功能，而且还可以影响精子的生成和精子的形态。因此生活中应避免长时间接触重金属元素、有机毒物等，如汞、铅、镉、苯、甲醛等。

6．汽车尾气对男性精子质量有影响吗？

研究表明，汽车尾气对男性生殖系统的最直接的影响表现在男性精液质量下降，精子密度、精子活力、精子活率等各方面较正常人均有所下降。因此应减少对汽车尾气等有害气体的接触。

7．射线对男性精子质量有影响吗？

睾丸对电磁辐射具有较高的敏感性，电磁辐射会损害睾丸功能，提高不育症发生率。因此生活中应指导患者远离电磁波、X 线，减少手机辐射。

8. 放射性物品会导致精液质量变差吗？

放射性物品对精子的影响主要是指放射线对精子的影响，放射线会损害睾丸生精细胞，使睾丸萎缩，而影响精子生成，导致精子畸形率增高，男性不育，或者女方流产、胚胎停育、婴儿出生缺陷的概率增加。所以建议备孕夫妻，如果有一方接触放射性物品，那么备孕时间需要再延后 3 个月，甚至更长时间比较安全。

9. 高温环境会影响男性精子质量吗？

男性睾丸内蕴含的精子在存活期间最适宜的温度在 35～36℃，与人体体表的正常温度相比，温度要低 1℃或者 2℃。男性在进行长时间热水浴、长期穿紧身裤或者洗桑拿的过程中，阴囊部位所受到的热量会显著增加，导致精子数量大量减少，甚至还会造成精子出现坏死状况。若是温度过高，会对精子的正常形态造成严重影响，造成睾丸中的精子产生一定数量的细胞质小滴，阻碍精子的生长发育。同时，温度过高还会造成男性生殖系统与生物化学改变，损害睾丸上皮组织，降低生长精子的功能，引起睾丸内精子大量死亡。因此患者在生活中应避免长时间热水浴、长期穿紧身裤、避免洗桑拿等。

10. 影响生育力的药物有哪些？

正常情况下，睾丸组织与供应睾丸营养的血液之间有一个防护层，医学上称为血－睾屏障，这一屏障可以阻止血液中的某些物质进入睾丸。但是，不少药物却能通过血－睾屏障，从而影响睾丸的功能，干扰精子的生成，并影响精卵结合。

这些药物可分为以下几大类：①化疗药物：化疗药物对生育能力的影响与化疗药物的种类、剂量和使用时间有关。常用的对生育有影响的化疗药物有阿霉素、长春碱、顺铂、依托泊苷等。②降血压药物：大多数降血压药物都是通过损害性功能影响生育，而钙离子通道阻滞剂可以抑制正常的受精过程。③激素类药物：抗雄激素药物因为会使体内雄激素的正常生理功能受到影响，例如性欲下降、生精障碍，引起生育方面的问题。④其他药物：有些抗生素如新霉素、红霉素、庆大霉素等都可能引起精液质量下降；器官移植患者使用的免疫抑制剂如环孢霉素，也可以引起精子密度和活力下降。目前有研究指出干扰素、拉米夫定、阿德福韦酯等治疗乙型肝炎的药物会对精子的密度、活力、活率产生影响。

（赵小东　王建文）

第四章　辅助生殖技术

辅助生殖技术是运用各种医疗措施，使不孕不育患者受孕方法的统称，辅助生殖技术需要临床医师和实验室技术人员等相关人员联合操作，是治疗男女性不孕不育的重要手段。辅助生殖技术包括：①人工授精：是指将男性精液通过非性交的人工方式注入女性生殖道内，以使卵子和精子自然受精达到妊娠目的；②体外受精－胚胎移植：是指分别将卵子和精子取出体外后，置于试管内或培养皿中使其受精，再将胚胎移植回母体子宫发育成胎儿。

第一节　人工授精

1. 什么是人工授精？

人工授精是指将男性精液通过非性交的人工方式注入女性生殖道内，以使卵子和精子自然受精达到妊娠目的。人工授精需要在女方排卵期进行，男方在医院取精室应用手淫的方式体外排精，交给实验室技术员，他们用无菌的符合标准的培养液对精子进行处理，留取优良的精子，然后由医生通过无菌的细管把精子注射到女方的子宫内，一般注射 0.4～0.5ml，基本要求是其内含有 1 000 万 /ml 以上的优良精子。

2．人工授精的条件包括哪些？

人工授精要求女方输卵管必须通畅；子宫发育正常；卵巢功能基本正常，自然周期或促排卵药物治疗后 B 超监测发现有直径＞18mm 的卵泡。

3．人工授精如何分类？适应证分别是什么？

（1）夫精人工授精，其适应证为：①性功能障碍，精子不能进入阴道；由于精神、神经及药物所致阳痿、不射精等；男方或女方生殖道异常。②宫颈及黏液异常，例如宫颈炎症及黏液中存在抗精子抗体等。③免疫性不育，夫妻一方或双方抗精子抗体阳性，性交后试验不佳者。④精子质量异常，如精液量少、精子活力低下、精液不液化等，但要求男性一次射出的精液量不少于 0.5ml，精子活动率＞30％，精液检查指标越正常，授精成功率越高。⑤不明原因的不育。

（2）供精人工授精，其适应证为：①无精子症（不可逆的）；②严重的少精子症、弱精子症和畸精子症；③男方输精管复通术后受孕失败者；④射精障碍；⑤双侧隐睾症、睾丸萎缩等；⑥男方和 / 或家族患有不宜生育的遗传性疾病，如精神病、癫痫、血友病及染色体异常等；⑦夫妇间因特殊血型导致严重母婴血型不合，治疗无效，无法获得存活新生儿；⑧男方患有严重的性传播疾病，如艾滋病等。

4．人工授精的流程是怎样的?

人工授精的具体流程为：夫妇双方术前检查→夫妇双方带证件和全部化验单建卡签字→医生根据夫妇双方病情选择自然周期方案或卵巢刺激方案→男方取精→实施人工授精→术后 14 天验尿或血 hCG。

5．宫腔内人工授精的精液为什么必须经过优化处理?

宫腔内人工授精（intrauterine insemination，IUI）虽然主要针对的是男性因素引起的不育，但是对于精子是有一定要求的，精液处理的目的是为使患者精子达到符合要求的活动精子密度，减少或去除精浆内前列腺素、免疫活性细胞、抗精子抗体、细菌与碎片，降低精液的黏稠性，促进精子获能，改善精子受精能力。

6．人工授精后什么时候验尿?

夫精人工授精或供精人工授精术后 14 天可验尿 hCG 或血 hCG。

7．人工授精的平均成功率是多少?

人工授精的平均成功率一般为 20%~30%。

8．人工授精需要住院治疗吗?

人工授精不需要住院，手术完成后遵循医生的医嘱适当休息后即可正常活动。

9．人工授精的费用大概为多少？

大概几千元到一万元，夫精人工授精和供精人工授精不同，刺激周期人工授精根据促排卵药物的不同花费也不同，具体各医院收费标准不完全相同。

10．供精人工授精的病历资料保密吗？

根据我国国家卫生健康委员会有关法规，医院及医务人员有义务为精液捐赠者、受者及其后代保守秘密，供精的使用也一律使用代码。受者夫妇以及人工授精的医务人员均不可查阅精液捐赠者的身份资料信息，精液捐赠者亦无权查阅受者及其后代的一切身份资料信息。凡是使用捐赠精子实施的供精人工授精治疗，医院均实行严格的信息双盲保密制度，即精液捐赠者与受方夫妇及其出生的后代之间，均必须保持互盲；实施供精人工授精操作的医务人员与精液捐赠者之间也必须保持互盲。当供精人工授精出生小孩要求婚姻咨询时，需提供配偶的父母姓名，医院检索后可提供是否能结婚的答案。

（王薇　王丽蓉）

第二节　体外受精

1．什么叫试管婴儿？

通常我们所说的"试管婴儿"是指体外受精 – 胚胎移植，是指分别将卵子和精子取出后，置于试管内或培养皿中使其受精，再将胚胎移植回母体子宫发育成胎儿。也就是常说的"试管婴儿"，并不是生长在试管里的婴儿。

2．所有的不孕不育患者都需要做试管婴儿吗？

并不是所有的不孕不育症患者都需要做试管婴儿，试管婴儿助孕治疗有相应的适应证和禁忌证。

3．试管婴儿是夫妻双方的亲生孩子吗？

试管婴儿是夫妻双方的亲骨肉，之所以称为试管婴儿是要用人工方法让卵子和精子在体外受精并进行早期胚胎发育，然后移植回母体子宫内发育而诞生婴儿。

4．试管婴儿适合哪些人群？

以下人群需要做试管婴儿助孕：①女方因输卵管因素造成精子和卵子结合困难，如炎症引起的输卵管阻塞或通而不畅，输卵管发育不全，输卵管结扎术后，异位妊娠等双侧输卵管切除；②女方排卵障碍；③子宫内膜异位症、子宫腺肌症；④男方少精子症、弱精子症；

⑤免疫性不孕，如存在抗精子抗体、抗子宫内膜抗体等；⑥不明原因不孕；⑦女方卵巢功能衰竭可通过卵子赠送，男方无精子症可通过精子库提供精子助孕。

5．什么情况下不能做试管婴儿？

以下情况不能做试管婴儿：①提供卵子及精子的任何一方患有生殖、泌尿系统急性感染或性传播疾病；②提供卵子及精子的任何一方有酗酒等不良嗜好；③提供卵子及精子的任何一方接触致畸量的射线、毒物、药品并处于作用期；④女方患有不宜生育的严重遗传性疾病、严重躯体疾病、精神心理障碍等；⑤接受卵子赠送的夫妇双方患有生殖、泌尿系统急性感染和性传播疾病或有酗酒等不良嗜好者，女方子宫不具备妊娠功能或严重躯体疾病不能承受妊娠者。

6．试管婴儿的治疗费用大概是多少？

试管婴儿的治疗费用明细问题，不同的患者因年龄、治疗方案不同，所需的费用也各不相同，而且不同的医院收费情况也会有差异。

7．什么是第一代试管婴儿？

第一代试管婴儿就是通常所说的常规的试管婴儿，即体外受精 - 胚胎移植（ *in vitro* fertilization and embryo transfer，IVF-ET ），是分别将卵子和精子取出体外，置于试管内或培养皿中使其受精，再将形成的胚胎移植回母体子宫发育成胎儿，达到妊娠的目的。

8. 什么是第二代试管婴儿？

第二代试管婴儿，即卵胞质内单精子显微注射（intracytoplasmic sperm injection，ICSI），是通过特殊的技术、特定的环境将男性不育患者的 1 条精子或从睾丸取出的精细胞直接注射到卵母细胞胞质里，使卵子受精，再将形成的胚胎种植到子宫里，达到妊娠的目的。

9. 哪些情况适合卵胞质内单精子显微注射？

（1）男方患有严重少、弱、畸精子症。

（2）生精功能障碍。

（3）精子无顶体或顶体功能异常。

（4）不可逆的梗阻性无精子症。

（5）免疫性不育。

（6）需行胚胎植入前遗传学诊断（preimplantation genetic diagnosis，PGD）。

10. 卵胞质内单精子显微注射的过程是怎样的？

简单来说，ICSI 就是借助显微操作系统将一条活动精子注射入卵子内使其受精的过程。在显微镜下先将视野调至含有精子的液面，选择一条活动的、形态正常的精子，将精子制动，被制动的精子先尾后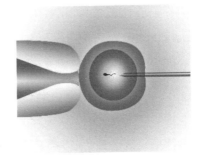

头地吸入注射器内，然后将注射器转至有卵子的液滴。用显微固定针固定卵子。将精子推至注射针尖端，注射针于 3 点位置垂直穿过透明带及卵子胞质膜进入胞质。将回吸的少许胞质同精子及尽量少的聚乙烯吡咯烷酮一起小心地注入胞质，撤出穿刺针，精子留在胞质内。受精后 16 ~ 19 小时观察原核并更换培养液。

11．卵胞质内单精子显微注射操作时要选择什么样的精子？

在常规 ICSI 操作时，精子挑选是在 200 倍或 400 倍的倒置显微镜下选择形态、活动正常的精子，也就是长得好看的精子，主要表现在头部外形平滑、弧度规则、大体为椭圆形、长宽比为 1.5、顶体区占头部面积 40% ~ 70%、尾部可有弯曲但未成角折弯等，并且这些精子是活动和螺旋前进的精子。虽然挑选了一条"长相"正常的精子，但也并不能保证注射后卵子一定会受精。受精与否和许多因素有关，比如精子和卵子的染色体是否正常、卵子是否成熟、卵子是否被激活等。因此 ICSI 并不能保证每条选中的精子和卵子结合百分百成功。

12．什么是胚胎植入前遗传学检测？

第三代试管婴儿，即胚胎植入前遗传学检测（preimplantation genetic testing，PGT）是在体外受精的基础上，经活检卵子或胚胎获取少量遗传物质检测基因是否异常或进行人类白细胞抗原配型，检测范围包括单基因遗传病、染色体结构异常及非整倍体筛查。PGT 实现了女性怀孕前就可以对后代进行遗传检测，可有效地避免因盲目地移植了携带异常基因的胚胎而不得不在孕期终止妊娠，避免以往孕妇需到怀孕后再实施遗传检测并遭受引产的痛苦，同时避免反复流产对女性子宫内膜的损伤和身心健康的伤害，从根本上提高了妊娠成功率，降低自然流产率。

13．胚胎植入前遗传学检测适用于哪些遗传性疾病？

目前 PGT 可以检测的遗传性疾病有近百种，最常见的有血友病、地中海贫血、苯丙酮尿症、亨廷顿舞蹈症、脆性 X 综合征、杜氏肌营养不良等，而对于糖尿病、高血压等这类疾病由于导致疾病的病因很多，不属于 PGT 的检测范围。

14．哪些医院可以做试管婴儿？

夫妇双方根据不同的病情选择不同种类的试管婴儿技术助孕，必须去有辅助生殖技术资质的医院治疗。试管婴儿助孕前需要做哪些准备？

试管婴儿助孕前需要作以下准备：

（1）心理准备：目前试管婴儿成功率有限，全国平均成功率约50%，存在一定局限性，所以在试管婴儿治疗前要作好充分的心理准备。

（2）时间准备：整个试管婴儿助孕周期大概需要 2~3 个月，具体时间分布与患者身体状况及促排卵方案有关，所以在准备试管婴儿助孕时，请妥善做好工作安排。

（3）经济准备：咨询所在医疗机构的试管婴儿治疗费用，提前准备助孕治疗所需的费用。

15. 试管婴儿术前检查项目有哪些？

（1）女方检查：血常规、血型、乙肝三系统、丙肝病毒抗体、梅毒螺旋体抗体、艾滋病、凝血功能、肝肾功能、消化系统超声、乳腺检查、白带常规、支原体、衣原体、淋病奈瑟菌培养、TORCH、抗米勒管激素（anti Müllerian hormone，AMH）、染色体、生殖抗体、脱落细胞检查、内分泌测定、心电图、尿常规。

（2）男方检查：血常规、血型、乙肝三系统、丙肝病毒抗体、梅毒螺旋体抗体、艾滋病、TORCH、生殖抗体、染色体和心电图。

因为每家生殖中心要求不同，术前检查项目也会略有不同。

16. 哪些检查项目需要空腹？

内分泌检查、肝肾功能检查及消化系统超声检查需要空腹。

17. 哪些检查项目需要避开月经期？

乳腺检查、阴道分泌物检查及尿常规检查需要避开月经期。

18. 静脉采血有哪些注意事项？

静脉采血是试管婴儿治疗中最常见、最频繁的操作，在进行静脉采血时要保持心情舒畅，避免因为害怕造成血管收缩，从而增加采血的难度，避免神经血管反射引起的晕血、晕针。静脉采血结束后在针孔处按压3~5分钟，不要揉，压迫止血的时间应当充分，以防皮肤青紫。如果皮肤出现小片青紫，会有轻微的疼痛，但不必紧张，等24小时后可以进行局部热敷，淤血会慢慢地吸收。

19. 试管婴儿助孕中男女双方有哪些注意事项?

从决定接受助孕治疗开始,夫妻双方需注意营养均衡、睡眠充足、增强体质、预防疾病,慎用药物。男方戒烟、戒酒,不洗桑拿,不用太热的水洗澡,每周规律排精 1 次。女方避免使用增白剂、香水、口红、摩丝、指甲油及其他含激素的化妆品,不烫发、染发,注意衣着宽松,做好个人卫生。同时在整个助孕过程中,除主管医生医嘱用药外,不能随意使用其他任何药物,也不得随意换药或停药,如果发生漏服、多用药物请务必向主管医生说明采取应对措施,以免影响治疗。

20. 什么是降调节?

试管婴儿助孕过程中,使用 GnRH-a 人工干涉垂体降调节,避免自发性 LH 峰出现,避免自发排卵,可以主动地决定注射 hCG 的时间和取卵时间。降调节改善卵泡发育的同时可以增加成熟卵泡的数量。降调节达标的标准是:多个卵泡大小相近,均<5mm;雌激素<40pg/ml、促黄体生成素<10mU/ml、促卵泡激素<10mU/ml,子宫内膜<5mm。

21. 降调节的注意事项有哪些?

降调节是试管婴儿助孕过程中非常重要的一个环节。在降调节期间大家应该注意什么呢?首先,打降调节针时,应该积极配合医生,多了解试管婴儿的相关知识,消除内心的疑虑。请专业医生针对自己的实际情况制订治疗方案和选择降调节针,如果在降调节的过程中有疑问或者身体有异常反应，需及时到医院就诊。其次，打降调节针后，患者应注意保持良好的精神状态和充足的睡眠，减轻自己的精神负担。最后，在打降调节针之后，患者应该做好一日三餐的营养搭配，保证营养的均衡摄入，多饮水，适当活动，为后续的促排卵治疗做好准备。

22．常用的促排卵方案有哪些？

常用的促排卵方案有：促性腺激素释放激素激动剂长方案、促性腺激素释放激素激动剂超长方案、促性腺激素释放激素激动剂短方案、温和刺激方案、促性腺激素释放激素拮抗剂方案等。

23．为什么每位患者的促排卵方案不一样？

促排卵方案无所谓好坏，只是每种促排卵方案有各自适宜的人群，所以生殖医生会根据每位患者的身体状况、卵巢功能、年龄等因素选择与其相适应的促排卵方案，以达到最佳的促排卵效果。

24．促排卵期间女性患者应该注意什么？

促排卵期间女性患者主要注意以下几点：①女方请在医生与您约定的时间内使用促排卵药物，做到准时、足量注射，不可擅自减量或停用药物；②增加营养：高热量、高蛋白、高脂肪、高维生素、全面均衡的饮食（如肉、蛋、奶、汤等食物），适量饮用淡盐水、果汁，多摄入牛奶、豆浆、酸奶、鸡、鸭、鱼、肉汤等，饮用牛奶时请搭配食用少量馒头或饼干等主食，注意预防腹泻、便秘，金双歧与酵母片可交替使用，帮助消化吸收；③预防卵巢过度刺激综合征

（ovarian hyper-stimulation syndrome，OHSS），保证足够的蛋白摄入；④睡眠：保证高质量睡眠，如睡眠欠佳，请制定合理的作息时间，每晚按时休息，睡前饮用热牛奶、温热水泡脚等促进睡眠，请勿擅自使用安眠镇静类药物；⑤情绪：调整心态，安排好工作，从容配合检查及治疗，夫妇间多沟通，相互鼓励，共同面对困难，保持良好的心态，对治疗如有疑问，请及时向主管医生询问；⑥预防疾病：用药后白带略有增加，注意个人卫生，保持外阴清洁干燥，穿棉质内裤，勿使用护垫，预防感染；⑦用药后偶有口干、发热、困倦、恶心、轻微的乳胀及下腹不适等；⑧随着卵泡生长，卵巢随之增大，衣着宽松、舒适，行动平稳、安全，请勿剧烈运动，避免增加腹压的动作，以免发生卵巢蒂扭转或卵巢破裂等；⑨在整个治疗过程中，除主管医生医嘱用药外，不能随意使用其他药物，也不得随意换药或停药，如发生漏用、多用药物请务必向主管医生说明情况，给予相应的治疗措施，以免影响治疗。

25. 试管婴儿助孕治疗期间男方需要注意什么？

男方作为试管婴儿助孕治疗的重要参与者，在治疗伊始就要做好自我护理：①避免接触毒害物质：长时间接触重金属元素与有机毒物会严重影响精子的活力，影响精子的功能，而且还会影响精子的生成和精子的形态，因此应避免长时间接触重金属元素、有机毒物等，如汞、铅、镉、苯、甲醛等；②减少汽车尾气等有害气体的接触：研究表明汽车尾气对男性生殖系统有最直接的影响，表现在男性精液质量下降，精子密度、精子活力、精子活率等各方面较正常人均有所下降；③减少放射线的接触：睾丸对电磁辐射具有较高的敏感性，电磁辐射会损害睾丸功能，导致不育症发生率升高，因此应远离电磁波、X线，减少手机辐射；④避免局部温度过高：男性睾丸内蕴含的精子在存活期间最适宜的温度在 35～36℃，与人体体表的正常温度相比低 1℃或者 2℃，男性在进行长时间热水浴、长期穿紧身裤或者洗桑拿的过程中，阴囊部位所受到的热量会显著增加，导致精子数量大量减少，甚至还会造成精子出现坏死。温度过高，会对精子的正常形态造成严重影响，使睾丸中的精子产生一定数量的细胞质小滴，增加精子对睾丸的利用率，阻碍精子的生长发育。温度过高还会造成男性生殖系统与生物化学改变，损害睾丸上皮组织，降低生精功能，引起睾丸内精子大量死亡。因此男性患者应避免长时间热水浴，避免穿紧身裤，避免洗桑拿等。

26．促排卵期间为什么要经常抽血？

抽血化验的目的主要是为了检测性激素水平变化，及时掌握卵巢对促排卵药物的反应，为医生调整用药提供依据。

27．性激素检测抽血为什么要在早上进行？

对于抽血检查，最好安排在早晨 7:30～8:00 空腹抽血，最晚不要超过上午 11:00，这样可以确保当日检测结果的回报；大多数情况下，人体血清物质水平的参考范围都是以早晨 8:00 左右的基线来定义，抽血太早或太晚都有可能会因为人体生理性内分泌激素的变化而影响检测结果的准确性，使检测值失真，不利于医生做出正确判断。

28. 促排卵期间为什么要经常做超声检查?

促排卵期间的阴道超声检查主要是为了动态监测卵泡的发育情况,明确卵泡的大小和数量,观察子宫内膜的生长情况,为医生调整用药及停用促排卵药物、决定扳机时间提供依据。

29. 促排卵是不是卵越多越好?

在试管婴儿治疗过程中,有的患者卵巢功能差,促排卵所获得的卵子少,甚至卵子质量差,最终可供移植的胚胎数目少,妊娠率也因而降低。但并不是卵越多越好,获卵多同时伴随着卵巢过度刺激综合征的风险升高,一般来说,一个促排卵周期获卵数在 10 ~ 15 个最佳。

30. 促排卵与卵巢肿瘤有关系吗?

根据现有证据,还不能确定使用促排卵药物和卵巢肿瘤之间有相关性,因此要重视促排卵之后的随访,评估促排卵药物与卵巢肿瘤之间是否有关联。

31. 超促排卵会引起卵巢早衰吗?

正常女性出生时卵巢内原始卵泡的数目是固定的,约 100 万 ~ 200 万个,青春期时剩下 30 万个左右。女人一生排出 400 ~ 500 个成熟卵子,那么剩下的卵子去哪儿了呢? 真相是:剩余的 99.9% 的卵子在青春期后的 30 ~ 40 年间以每天约 30 个的速度耗损和萎缩。在自然状态下,每个月经周期被"唤醒"的一批卵泡中仅有 1 个生长发育并排卵，同批次的其他卵泡则逐渐萎缩、消失；而试管婴儿助孕过程中的促排卵能使这部分原本凋亡的卵子也进入生长发育的队伍，这属于"变废为宝"，并不会影响下一个月经周期或下一批卵泡的生长，更不会耗损卵子的库存量，因而不会提前把卵子用光，更不会引起卵巢早衰。

32．什么是卵巢低反应？

卵巢低反应是卵巢对促性腺激素（gonadotropin，Gn）刺激反应不良的一种病理状态，主要表现为卵巢刺激周期发育的卵泡少、血雌激素峰值低、Gn 用量多、周期取消率高、获卵数少和临床妊娠率低。

33．什么是"夜针"？

在促排卵环节中，当卵泡发育到一定程度时，医生会根据 B 超监测到的卵泡发育情况、各项激素水平及患者自身情况，决定扳机药物的种类、剂量及时间。因为扳机药物的注射时间通常在晚上，所以称为"打夜针"。试管婴儿周期中绝大部分患者注射的夜针是 hCG（注射用人绒毛膜促性腺激素），除此之外有些患者会使用注射用醋酸曲普瑞林、注射用重组人绒促性素。夜针通常为肌内注射或皮下注射，一般在注射夜针后 34～36 小时左右取卵。打"夜针"的时间非常重要，因为它关系到患者取卵的成功与否。注射夜针的时间要精确。hCG 注射时间过早，卵母细胞核和细胞质不成熟比例较高，其发育潜能受影响。hCG 注射时间过晚，造成卵泡成熟不同步、卵泡与子宫内膜发育不同步，影响获卵数或错过最佳种植窗。因此每位患者必须在精准的时间内使用精准剂量的扳机药物。

34．打夜针的注意事项是什么？

夜针的注射是为了促进卵泡的成熟，常用的药物有 hCG 和 GnRH-a 等，夜针环节包括阴道冲洗、护士交代注意事项、发放夜针、夜针注射等，进行夜针注射切记遵医嘱按时、按剂量注射，如果忘记注射，请第一时间与主管医生联系，采取补救措施。

35．夜针注射后多久取卵？

一般情况下，夜针注射后 34～36 小时取卵，所以取卵的时间是根据打夜针的时间来决定的。

36．取卵的过程是什么样的？

取卵是一个小手术，可以在全身麻醉下或在局部麻醉下进行，经阴道 B 超引导，将取卵针穿过阴道穹窿，直达卵巢吸取卵子，并立即在显微镜下将卵子移到含有胚胎培养液的培养皿中，放入 37℃的培养箱中培养。

37．取卵手术需要注意什么？

男方在取卵手术前几天需排精 1 次。取卵前 1 天及手术当天，女方要进行阴道灌洗，整个试管周期禁止同房。夫妻双方手术前一天晚上都应洗澡。夫妻双方取卵当天需同时到场并携带相关证件，便于术前核对。女方取卵当天应空腹，测量生命体征，进入手术室。取卵术在 B 超引导下进行，手术损伤小，历时约 10～15 分钟，痛苦小，无需紧张。保持良好的心情，与医生密切配合，手术便可顺利完成。

女方取卵当日男方需要留取精液，取精前排空大小便，取精前首先用清水洗净双手、外阴、阴茎等，用 75% 酒精纱布擦拭双手（不可用酒精纱布擦拭生殖器），用消毒毛巾擦干外生殖器，用手淫法留取精液。手淫时双手及外生殖器不能触及取精杯的杯缘及杯内壁，保证取精杯的无菌状态。

38．取卵手术前需要禁食、禁水吗？

一般情况下，取卵手术的麻醉包括局部麻醉和全身麻醉，若选择全身麻醉则术前需禁食、禁水；若选择局部麻醉，也应该术前禁食、禁水。常规禁食、禁水的时间为 8 小时。

39．取卵术后需要休息多久？

取卵术后建议卧床休息 1~2 小时，由于 B 超引导下经阴道穿刺取卵有伤及血管和周围器官的风险，术后要注意有无腹痛、阴道出血、血尿等情况。如果发现血压降低，脉搏增快，出冷汗，立即通知医生及时处理。

40．取卵后需要忌口吗？

取卵术后饮食宜清淡、易消化，多喝牛奶、豆浆，多食用牛肉、鸡肉、鱼肉、蛋类等。如果取卵数较多，为了预防卵巢过度刺激综合征，应高蛋白饮食，多食用西瓜、冬瓜等利尿的食物，维持电解质平衡，一般每天尿量维持在 1 500ml 以上，如腹胀或尿量过少，应及时就诊。

41．精子钻进卵子后会发生什么？

正常情况下，精子和卵子相遇后，精子钻进卵子中，卵子的细胞核和精子的细胞核会分别形成一个原核（pronucleus，PN），两个原核就被称为"2PN"，说明卵子受精正常。有时会发生异常受精的情况，只有卵子的细胞核或者只有精子的细胞核形成了原核，一个原核就被称为"1PN"；发生多个精子进入卵子都形成原核的情况，会观察到"3PN"，甚至"4PN"；如果没有形成原核，我们通常称之为"0PN"。

42．受精卵全部都能发育成可移植的胚胎吗？

胚胎质量好坏关系到妊娠结局。选择最具有发育潜能的优质胚胎进行移植是保证妊娠结局的重要前提。目前，移植胚胎的选择依据主要来自胚胎的发育速度和形态学观察指标。卵裂期胚胎移植一般在取卵后第3天，移植胚胎以8细胞且前一天为4细胞最佳，囊胚移植则以扩张囊胚较好。

卵裂期胚胎的评价和选择包括了原核评分、早期卵裂、受精后第2天、受精后第3天四个时间点的胚胎形态特征，进一步观察和评价受精卵发育到胚胎的动态过程。细胞分裂速度、卵裂球的大小均等性、碎片的数量及分布类型、卵裂球多核现象及其他胞质特征是优质卵裂期胚胎选择用于移植的主要形态学依据。最好的卵裂期胚胎在发育速度上被认为细胞卵裂同步，受精后第2天的胚胎以4细胞为最佳，第3天的胚胎以8细胞且前一天4细胞为最佳。形态学上卵裂球大小应均一，没有细胞碎片，无特殊异常胞质特征。通俗讲胚胎选择优先级为 I 级＞ II 级＞ III 级＞ IV 级。其中 I 级和 II 级被认为是优质胚胎，具有较高的种植率和妊娠率。移植后所剩余的 III 级及 III 级以上胚胎进行后续囊胚培养或直接冷冻。

43．试管婴儿在体外培养多长时间？

试管婴儿只在体外培养 72 小时，有的甚至需要 120 小时左右，之后的十月怀胎同自然受孕一样需要在母体内完成。

44．胚胎是怎样分级的？

目前，国内外大多数生殖中心采用胚胎形态学分析的方法筛选优质胚胎。这种方法简便、无创、安全并相对准确。

一般在取卵后第 1 天进行原核期胚胎 Scott 评分；取卵后第 2 天、第 3 天分别进行一次卵裂期胚胎评分；取卵后第 5 天、第 6 天分别进行一次囊胚期胚胎评分。

（1）对于原核期胚胎，胚胎学家综合考虑雌原核和雄原核的大小、距离以及核粒的数目、排列等进行评分。

原核期胚胎 Scott 评分标准：

Z1：核粒数目相当，3～7 个，原核大小相等，核粒均极性分布或一侧呈极性分布。

Z2：核粒数目相当，原核大小相等，核粒散在分布。

Z3：原核轻度大小不等和／或核粒数目相差大（＞3）。

Z4：原核大小明显不等，原核未交联或相距很远。

（2）关于卵裂期胚胎，则会以卵裂球的数目、大小、形状，细胞质是否均匀、清晰，胚胎内碎片的含量这几项内容为依据进行评分，将胚胎分为 1 级、2 级、3 级和 4 级胚胎。

卵裂期胚胎评分标准：

1 级：卵裂球大小均匀，形状规则，透明带完整，胞质均匀、清晰，胚胎内碎片＜5%。

2 级：卵裂球大小略不均匀，形状略不规则，胞质可有颗粒现象，碎片在 10%～20% 之间。

3 级：卵裂球大小明显不均匀，可有明显的形状不规则，胞质可有明显颗粒现象，碎片在 21%～50% 之间。

4 级：细胞大小严重不均匀，胞质可有严重颗粒现象，碎片在 50% 以上。

3 级及 3 级以上的胚胎均为可利用胚胎，其中 1 级和 2 级胚胎定义为优质胚胎。

（3）囊胚由滋养层细胞和内细胞团组成，有一个完全扩张的囊胚腔。

囊胚期胚胎评分标准：

1）囊胚的 6 个时期：

1 期：早期囊胚，囊胚腔小于胚胎总体积的 1/2。

2 期：囊胚，囊胚腔大于胚胎总体积的 1/2。

3 期：扩张期囊胚，囊胚腔完全占据了胚胎总体积。

4 期：完全扩张囊胚，囊胚腔完全充满胚胎，胚胎总体积变大，透明带变薄。

5 期：正在孵出囊胚，囊胚的一部分从透明带中逸出。

6 期：孵出囊胚，囊胚全部从透明带中逸出。

2）内细胞团分级（用于 3～6 期囊胚）：

A 级：细胞数目多，排列紧密。

B 级：细胞数目少，排列松散。

C 级：细胞数目很少。

3）滋养层细胞分级（3~6期囊胚还需进一步分级）：

A 级：上皮细胞层由较多的细胞组成，结构致密。

B 级：上皮细胞层由不多的细胞组成，结构松散。

C 级：上皮细胞层由稀疏的细胞组成。

一般挑选第 3 天卵裂球数目 7~10 的优质胚胎进行移植，或者挑选 2~3 枚优质胚胎进行囊胚培养，第 5 天挑选优质囊胚移植。第 3 天移植后所剩余的可移植胚胎全部进行冷冻。每一位医务工作者都会竭尽全力地合理应用好每一个胚胎，使患者能更安全、更经济地拥有自己的宝宝。

45．什么是人工辅助孵化？

简单地说，就是在透明带上开孔或切口，让囊胚能够从这一切口中脱出。

所谓的人工辅助孵化，是一种与 IVF 治疗伴随而生的实验室操作技术。卵子和精子在体外完成受精后，受精卵在实验室内培养 3~6 天后，选择质量好的胚胎进行移植或者冷冻。在胚胎发育过程中，会形成一个保护壳（透明带）来保护胚胎，胚胎必须要"突破"这个保护壳，才能顺利在子宫内着床。但事实上，通过体外受精形成的胚胎有时会出现透明带过厚、过硬等情况，使胚胎不能成功着床造成 IVF 治疗周期的失败。这种情况下，实验室人员在胚胎植入女性子宫之前，利用物理或化学的方法，在透明带上开口或使其变薄，有利于胚胎从透明带内"破壳"而出，帮助胚胎着床。

46. 人工辅助孵化的适应证是什么?

（1）FSH 基础水平高（月经第三天 FSH＞15mU/ml），FSH 基础水平升高常提示卵巢储备功能较差，卵子的透明带可能出现异常，需辅助孵化。

（2）既往 IVF 治疗失败史，在排除子宫内膜、胚胎质量等明显影响胚胎植入的因素后，再次 IVF 时应做辅助孵化。

（3）女方高龄（≥37 岁），随着女方年龄的增大，卵子的质量也较差，胚胎透明带常会变硬，失去正常的弹性，此时需要做辅助孵化。

（4）当出现胚胎透明带异常时，如形态不规则、呈椭圆形，透明带着色深，在 Hoffman 系统下观察透明带颜色呈深棕色，透明带厚度＞15μm，均提示透明带变硬，此时需要做辅助孵化。

（5）胚胎植入前遗传学诊断或筛查，需辅助孵化。

（6）冷冻胚胎在经过冷冻和解冻以后，透明带可能会变得坚硬，失去弹性，导致孵出困难，辅助孵化有利于胚胎的孵出。

47. 什么是未成熟卵母细胞体外培养技术?

未成熟卵母细胞体外培养（oocyte retrieval after *in vitro* maturation，IVM）是试管婴儿领域的一项前沿技术，专门针对一些卵子成熟障碍的不孕患者，尤其是顽固的多囊卵巢综合征、卵泡发育迟缓的患者，将未成熟的卵母细胞取出，在体外进行培养、受精，然后将胚胎移植入母亲子宫腔内生长。

48. 未成熟卵母细胞体外培养的适应证有哪些？

对于卵巢刺激高反应人群，在控制性超促排卵后出现卵巢过度刺激综合征的风险增高，因此，IVM 是卵巢多囊状态（polycystic ovary morphology，PCOM）或多囊卵巢综合征患者较好的治疗方案。对于促排卵反应不良的患者，IVM 也是一个很好的选择。在国外，捐赠卵母细胞的供者，可能对促排卵的并发症以及注射促排卵药物有所顾虑，对于这部分人群 IVM 也是一个很好的选择，不仅避免了卵巢刺激，而且降低供者用药的风险和不便。更为重要的是，IVM 联合胚胎或卵母细胞玻璃化冷冻技术进行生育力保存，为无法通过常规试管婴儿技术获得成熟卵子的肿瘤患者提供了新的可能和希望。

49. 什么是囊胚？

卵子和精子受精以后细胞就开始分裂，逐渐发育形成胚胎，第 4 天胚胎的形态学为融合状的桑葚胚。胚胎的多细胞致密状态是形成囊胚的基础。桑葚胚继续在培养液里进一步发育，在第 5 天或第 6 天，胚胎内部开始出现含有液体的囊胚腔，这个时期的胚胎称为囊胚。囊胚就是特指第 5 天或第 6 天时期的胚胎。在这过程中，质量较差和发育潜能差的胚胎就会自我淘汰，发育停滞，而较"优秀"的胚胎会继续发育至囊胚阶段。

50. 什么情况下需要进行囊胚培养？

以下四种情况建议囊胚培养：

（1）如果卵巢储备功能好，取卵数量较多，第 3 天胚胎数量多于 5~6 枚，或者是单胚胎移植的患者胚胎多于 2~3 枚，结合临床分析，预计囊胚形成可能性较大，建议继续培养至囊胚，移植或冷冻。

（2）反复种植失败的患者，建议培养囊胚移植，以减少因胚胎质量差导致失败的可能性。

（3）双侧输卵管近端阻塞或双侧输卵管切除术后，宫腔环境更加适合囊胚。

（4）做胚胎植入前遗传学诊断或筛查的夫妇（即第三代试管婴儿），做囊胚培养，对有发育潜能的胚胎再检测，提高性价比，节省花费。

51. 囊胚移植有哪些优势?

（1）更符合生理状态：在生理状态下，融合前的胚胎在输卵管中发育，融合后的胚胎在宫腔中发育至着床，而输卵管与子宫的环境有很大的差别，虽然人类子宫可以支持配子、原核期及卵裂期胚胎的发育，但正常情况下胚胎不可能在第 4 天以前到达子宫，所以，融合前胚胎移植入子宫将使其面临与正常情况下不同浓度的碳水化合物和氨基酸，胚胎必须调整自己以适应环境，这必将降低胚胎的活力，容易导致异位妊娠的发生。因此囊胚移植相比于第 3 天胚胎移植，更好地模拟了生理状态，提高了妊娠率，降低异位妊娠的发生率。

（2）囊胚培养可以初步筛选胚胎，选择出最好的囊胚给患者移植：第 3 天胚胎的选择是凭借对胚胎的形态学观察，挑选出"好看"的胚胎进行移植，但也不能保证颜值高的胚胎就有较好的发育潜能。囊胚培养提供了一种更有效的筛选手段，染色体异常的胚胎无法发育到囊胚阶段，因此囊胚培养是一种有效的胚胎优选方法。

（3）更符合生理着床时间，与子宫内膜更同步：在试管婴儿周期，子宫内膜的窗口期一般只有 1～2 天。因为囊胚需要比第 3 天卵裂期胚胎培养更长时间，所以能够与子宫内膜同步，这样能够提高临床妊娠率和胚胎种植率。

（4）降低多胎妊娠发生的概率：在拥有优质囊胚的情况下，选择单囊胚移植是在不降低妊娠率的情况下避免多胎妊娠的发生。双胎甚至多胎相对单胎，更容易发生流产、早产、低出生体重儿等情况，对胎儿和产妇造成危险。

（5）为胚胎植入前遗传学诊断提供时间：当需要对 6～8 个细胞胚胎进行活检做遗传学分析时，囊胚培养技术使胚胎可以继续培养而不需要冷冻，并在体外进行更多的筛选。另外，随着荧光免疫技术的发展，PGD 的时间将会缩短，最终可以直接从高度发育的囊胚中取出多个细胞进行染色，筛查遗传学异常，从而提高诊断的准确性。

52．什么是胚胎冷冻？

在试管婴儿治疗周期中，由于促性腺激素等药物的使用，在一个卵巢刺激周期中往往可以获得多个卵子，因此受精后形成的胚胎数多于一次移植所需的胚胎数目，我们对移植后剩余的胚胎进行冷冻，置于 −196℃ 的液氮环境中，得以长时间的保存。

目前多采用玻璃化冷冻方法。玻璃化冷冻方法对卵裂期胚胎和囊胚都适用，冷冻后复苏率可达 98.5% 以上，并且玻璃化冷冻可用于卵子冷冻保存。

理论上，1～3 级的胚胎都可以冷冻保存，但是 1 级和 2 级胚胎的复苏率和解冻后的妊娠率要明显高于 3 级胚胎，医生根据每位患者的情况决定 3 级胚胎是直接冷冻或是继续培养至形成囊胚后再行冷冻。

53．冷冻胚胎的益处是什么？

（1）可以合理控制移植胚胎数，降低多胎妊娠率。

（2）增加取卵周期的移植机会，提高 IVF 成功率。

（3）降低费用，最大限度地利用胚胎资源。

（4）预防卵巢过度刺激综合征。

（5）保存生育能力。

54．哪些人群适合冷冻胚胎？

（1）试管治疗周期中胚胎移植后有剩余的可以利用的胚胎。

（2）本治疗周期母体因子宫环境不适合妊娠，例如发生严重的卵巢过度刺激综合征或子宫内膜发育不佳等，可先冷冻保存胚胎，待适当的时候再复苏胚胎，移植胚胎。

（3）本治疗周期有发热、腹泻等全身性疾病不能移植的患者，可先冷冻保存胚胎，待疾病治愈后再进行胚胎移植。

（4）对有可能丧失卵巢功能的患者，例如接受化学治疗、放射线治疗或切除手术等，可冷冻保存胚胎以保留其生育机会。

55．胚胎冷冻后低温会对胚胎造成伤害吗？

目前常见的胚胎冷冻采用的是玻璃化冷冻技术。这种技术已经取代程序化冷冻成为国际上冷冻胚胎的主流技术。采用玻璃化冷冻技术冷冻的第 3 天胚胎，复苏率在 90% 以上。胚胎冷冻时，通过医疗专用的防冻剂，细胞周围和内部不会因水分的溢出而产生冰晶，细胞因此不会受到损伤，等细胞内的水分完全被冷冻保护剂取代以后，把胚胎装入细小的麦管或小容器，然后在计算机的控制下，将其温度从室温逐渐降到 -40 ～ -35℃左右，然后将装有胚胎的麦管直接放到 -196℃的液氮罐中长期保存。

56. 什么样的胚胎可以被冷冻？冷冻胚胎的复苏率是多少？

胚胎可以在受精后的任何一个阶段冷冻保存，即从 1 个细胞的受精卵到 100 个细胞左右的囊胚都可以冷冻保存。目前最常用的是第 3 天的卵裂期胚胎和第 5 天或第 6 天的囊胚。选择这两个时期是由于胚胎移植一般是在第 3 天、第 5 天或第 6 天进行。冷冻胚胎的复苏率一般在 80% ～ 90% 以上，近年来改良的玻璃化冷冻技术能使冷冻胚胎的复苏率达到 95% 以上。

57. 冷冻胚胎是如何被解冻移植的？

冷冻胚胎的移植分两个步骤：解冻和移植。解冻是一个将零下 196℃的胚胎在相当短的时间内升温到 20 ～ 30℃的过程。解冻时，需要将细胞内的冷冻保护剂用水分置换出来。解冻后，需要在培养液内培养一定的时间来检查胚胎的存活状况和发育状况。如果胚胎存活并继续生长，这些胚胎可移植到患者体内。解冻移植方法与新鲜胚胎的移植方法完全一样。

58. 卵子可以冷冻保存吗？

冷冻卵子是从健康女性体内取出优质的卵子进行冷冻，阻止卵子随人体衰老，待想生育时取出冷冻的卵子进行解冻，成功解冻后，通过辅助生殖技术，受精形成胚胎后，移植到女性子宫内，继续正常孕育。即可通俗地说，冷冻卵子、建立卵子库的意义就在于让暂时不想生育的女性可以保存年轻健康时、受精能力强的卵子，从而保留住最佳时期的生育能力。但是，如果要为女性提供完善的生育保险，单纯的卵子冷冻并不足够，特别是对于卵巢早衰和年轻肿瘤患者而言。专家指出最理想的办法是先将卵巢组织在化疗前取出冷冻保存，待病情缓解后进行卵巢组织移植或体外培养。1986 年，澳大利亚的克里斯托弗·陈（Christopher Chen）医生报告了世界上第一例使用冷冻卵子成功受孕的病例。因为卵子的自身特性，冷冻起来也很困难。

59. 什么情况需要冷冻精子？

（1）接受辅助生殖技术助孕，女方排卵或取卵当日男方取精困难者，或者夫妻分居期间有生育计划的。

（2）不射精症患者可接受非侵入性的电刺激取精结合精液冷冻，而非直接采用睾丸或附睾穿刺取精术。

（3）梗阻性无精子症患者，在诊断性穿刺的同时，可同期冻存附睾液，避免反复侵入性操作。

（4）少、弱精子症患者，尤其是精子数量、质量呈进行性下降趋势者，冷冻精子，以防将来发生无精子症。

（5）夫妇准备采用输精管结扎避孕的，可在结扎手术前冷冻精液，以增加未来生育的机会。

（6）影响生育职业的从业者。

60. 新鲜移植和解冻移植如何进行？

新鲜移植：卵子和精子进行体外受精，形成的受精卵不断分裂成为卵裂球，取卵后第3天会形成一个5～10个卵裂球组成的胚胎，我们常说的"鲜胚"指的就是第3天形成的早期胚胎或第5～6天形成的囊胚。解冻移植：在胚胎移植过程中，每个周期只能移植2～3个胚胎，或者在新鲜周期因某些因素不适合移植新鲜胚胎。把剩余的可利用胚胎通过冷冻技术存放于零下196℃的液氮中，方便以后自然周期、人工周期或促排卵周期解冻胚胎再植入子宫腔内，以增加受孕的机会。

61. 胚胎移植的患者需要注意什么？

胚胎移植的患者需要注意：①胚胎移植当天，需夫妇双方同时到场，并准备相应证件，听从手术室护士安排时间憋尿，等候胚胎移植。胚胎移植是一个十分精细的操作过程，绝大多数患者在这一过程中无疼痛感，但很多患者精神紧张，这十分不利于胚胎的着床，因为精神紧张会引起子宫收缩，从而影响胚胎着床，所以在胚胎移植时应尽可能地放松。②如果注射 hCG（夜针）日雌激素水平过高或取卵数较多，应多加注意，警惕胚胎移植后出现卵巢过度刺激综合征，此时需要增加蛋白的摄入，多饮浓汤，禁止剧烈运动。如症状逐渐加重，尤其是伴有呼吸困难、不能平卧、尿量减少等症状应立即去医院就诊。③胚胎移植后轻微腹痛：有时像针扎一样，部位不定、时间不定，这种情况不必紧张，大多与精神紧张或过度关注有关。④胚胎移植后出血，常见的情况有：宫颈及阴道炎症引起的出血，取卵时的针眼出血，一般出血量少，表现为少量血性分泌物。如果出血量较多、持续时间较长应去医院就诊，必要时行 B 超检查。有的患者担心胚胎移植后出血是异位妊娠，需要说明的是：在胚胎移植至验孕这段时间，不必考虑这个问题，即便是之后发生异位妊娠，此时也很难检查、确诊、预防，至于治疗更是无从谈起。⑤胚胎移植后便秘：由于黄体酮类药物的使用，加之有些患者过度休息，饮食过于精细，导致肠蠕动减少，经常会出现腹胀、便秘的情况。胚胎移植后适当休息 2~3 天，可以正常生活、工作，适度活动，避免剧烈活动、过度体力劳动即可。均衡饮食，多吃蔬菜、水果，高纤维饮食。如果便秘时间较长，以上方法不能缓解，可在医生的指导下使用药物。⑥胚胎移植后用药：用药既要谨慎，如轻微感冒，可以通过多喝水、多休息得以缓解。也不必闻"药"色变，应权衡利弊，合理用药。

62. 胚胎移植时一次移植几个胚胎？

为了避免多胎妊娠的相关并发症，保障母婴安全及活婴出生率，根据患者的年龄、胚胎质量、前次助孕结局、子宫内膜环境等情况与患者共同商定移植胚胎数目，通常一次移植 1~2 枚胚胎。

63. 取卵后多长时间可以移植胚胎？

如无特殊情况，一般在取卵后第 3 天移植卵裂期胚胎，或者取卵后第 5 天移植囊胚。

64. 是不是取卵当月都能新鲜移植？

不是，患者取卵后如发生卵巢过度刺激综合征、hCG 日孕酮水平过高、子宫内膜偏薄、子宫内膜息肉、胚胎质量差或突发其他疾病（上呼吸道感染、发热、腹泻等），应视情况取消移植。此外，特殊类型的促排卵方案，如高孕激素状态下促排卵（PPOS）方案，新鲜周期不能进行胚胎移植。

65. 胚胎移植后需要注意什么？

胚胎移植后，需要注意以下几点：

（1）注意休息，保持心情愉悦。因为心情愉悦的时候，中枢神经系统兴奋，对机体的调控作用加强，人体内可以进行正常的消化、吸收、分泌和排泄的调整，保持旺盛的新陈代谢，有利于胚胎着床。

（2）避免精神紧张：胚胎移植后无需一直卧床休息。有的患者在胚胎移植后精神十分紧张，不敢下床活动，甚至在床上不敢翻身，生怕一动会使胚胎从子宫中流出来。事实上，宫颈有黏液栓会守住子宫的大门，胚胎只会在子宫腔内游走，不会流出子宫，这种担心是完全没有必要的。所以不必 24 小时完全卧床休息，这样只会增加心里的顾虑，引起精神紧张，引发子宫收缩。

（3）轻微活动不受限制，避免腹部机械性刺激：胚胎移植后剧烈运动、颠簸、剧烈咳嗽、呕吐、劳累、腹部受压或撞伤、固定的体位保持过久、提重物等都有可能刺激子宫引起收缩。

（4）如果在胚胎移植后 1 周左右出现腹胀、尿量减少、食欲减退，需及时与主管医生联系，以防卵巢过度刺激综合征的发生。有的患者在胚胎移植后7～10天会有阴道出血的情况发生，需及时与主管医生联系，不能擅自停药或更换药物。必须在医生的指导下正确、规范使用药物。

（5）饮食方面注意清淡饮食，营养均衡，合理膳食，避免腹泻与便秘。

（6）胚胎移植后避免性生活及性刺激直至验孕。

66. 胚胎移植后多久就可以知道是否着床？

受精卵的着床时间会有个体差异，患者体质不同、胚胎质量不同，都会导致受精卵着床受孕的时间不一样。有的患者在胚胎移植后4～5天左右受精卵就会着床发育，但有的患者受精卵的着床时间会相对晚一些。胚胎移植后14天验孕就可以知道是否妊娠。

67. 胚胎移植14天后在家自测尿妊娠阴性，还需要到医院验血 hCG 吗？

需要，因为尿液检查的敏感度不如血液检查高，有时会出现假阴性或假阳性的结果，如果此时贸然停药，会导致流产，影响妊娠结局。所以，尿 hCG 阴性的时候，一定要检测血 hCG，以确认最终结果。

68. 若胚胎移植没有怀孕，多长时间以后可以再次解冻移植？

胚胎移植后没有怀孕，如果没有其他病理情况，可以紧接着在下次月经周期准备解冻移植，根据患者的子宫内膜、激素水平等制订解冻移植方案。如果子宫内膜异常，应行宫腔镜检查处理病灶；如果伴有其他系统疾病，应治疗后再进行胚胎解冻移植。

69．黄体支持一般需要维持多长时间？

黄体支持一般从取卵当日开始，需要维持至怀孕 10～12 周。

70．黄体支持的方法有哪些？

黄体支持的方法主要有：口服黄体酮、肌内注射黄体酮、阴道用黄体酮。

71．使用黄体酮有哪些注意事项？

肌内注射黄体酮需要时间相对固定、剂量准确，不可随意改变药物剂量及漏用黄体酮。黄体酮属油剂，不易吸收，注射部位容易形成硬结，需做好以下预防措施：两侧臀部交替注射、长针头深部肌内注射，注射后热敷按摩约 30 分钟，以促进药物吸收。热敷所用的毛巾应煮沸消毒，热敷时水温勿过高，避免局部感染、烫伤。注射部位一旦出现硬结，及时提醒护士更换注射部位。口服黄体酮切记遵医嘱服用，不可随意改变药物剂量、停用药物，如每日口服剂量过大，可分次服用，一般选择在饭后服用，用温开水送服。阴道用黄体酮应遵医嘱用药，每次放药前应清洁双手及外生殖器，可戴指套，以免诱发感染，例如阴道用黄体酮软胶囊，一般放入阴道内示指两指节深度即可，如使用黄体酮凝胶则放入药管长度的 2/3 深度即可。

72．什么是生化妊娠？

生化妊娠是一种异常妊娠，它是指精子和卵子结合后形成了受精卵，但是受精卵并未在子宫腔着床，未能进一步发育成高质量的胚胎，也就是说女性通常在发生生化妊娠后会出现停经，月经推迟，通过测定血清中 hCG 水平，可以判断女性是否妊娠。一般情况下，停经 40 天左右，B 超检查可以看到子宫腔内出现孕囊、胚芽和胎心，发生生化妊娠时通常在这个时间子宫腔内没有孕囊，只发生子宫内膜的增厚，没有宫内妊娠的提示。

随着妊娠天数的增加，生化妊娠会发生流产，一般在月经推迟几天之后，出现腹痛、阴道出血，伴随血 hCG 水平下降。生化妊娠是血液中 hCG 一过性增高的妊娠，体现在生化水平的妊娠，子宫腔内并没有真正意义的孕囊。

73. 出现先兆流产应该怎么办？常用的保胎药物有哪些？

（1）有轻微先兆流产症状的孕妈妈应注意休息，减少活动，禁止性生活，避免刺激乳房，避免不必要的阴道检查，以减少对子宫的刺激，同时避免过分的精神紧张，否则会促使流产发生。出血停止后，建议休息 2 周后再恢复工作。

（2）先兆流产症状比较明显的患者需进行药物治疗：①可使用黄体酮保胎，也可注射 hCG 刺激黄体功能起到保胎作用。黄体酮有保护胚胎发育、维持妊娠、抑制子宫平滑肌收缩、降低子宫紧张度的作用。②口服维生素 E 维持胚胎的发育。③抑制子宫收缩的药物，可松弛子宫平滑肌，抑制子宫收缩，扩张血管，促进子宫血液供应。④止血药物，对症抑制出血。

74. 体外受精或人工授精妊娠后的预产期如何计算？

所有预产期的计算方法均为末次月经的月份减 3 或加 9（月份

≥4 时减 3，月份≤3 时加 9)，同时末次月经的日期加 7。例如末次月经是 2018 年 6 月 20 日，预产期应该为 2019 年 3 月 27 日。

（1）促排日计算法：如为降调节周期，以促排卵第一天按末次月经第一天计算。例如：某女士促排卵第一天是 1 月 20 日，即认为她的末次月经为 1 月 20 日。

（2）胚胎移植日计算法：①若移植第 3 天卵裂期胚胎，末次月经日期为向前推 17 天。例如：某女士胚胎移植日是 1 月 20 日，即她的末次月经为 1 月 3 日。②若移植第 5 天囊胚，末次月经为向前推 19 天。例如：胚胎移植日是 1 月 20 日，即末次月经为 1 月 1 日。

75．试管婴儿助孕妊娠后与自然妊娠有什么区别？

其实两者没有什么区别，只是试管婴儿助孕患者因为促排卵阶段使用药物刺激卵巢并进行了取卵手术，会导致体内内源性黄体功能不足，需要进行黄体支持。

76．孕早期出血、腹痛怎么办？

对于试管婴儿助孕的女性，孕早期阴道出血、腹痛应警惕先兆流产或异位妊娠的可能，应及时到就近医院就诊，首先排除异位妊娠，或进行保胎治疗。

77．什么是复发性流产？

2016 年我国复发性流产（recurrent spontaneous abortion，RSA）诊治专家共识将复发性流产定义为：3 次或 3 次以上在妊娠 28 周之前的胎儿丢失。但大多数专家认为，连续发生 2 次流产即应重视并给予评估，因其再次出现流产的风险与 3 次者相近。

78. 试管婴儿助孕过程中有哪些常见并发症?

（1）卵巢过度刺激综合征：最多见，由于促排卵过程中多个卵泡生长，导致体内雌激素水平过高，血管通透性增加，血管内液体渗漏到腹腔，甚至胸腔内，引起腹水、胸腔积液。多数患者症状较轻，主要表现为腹胀、腹部疼痛、腹部不适、恶心。

（2）取卵引起的并发症：可能出现膀胱损伤、偶尔会穿刺到肠管或盆腔内血管、卵巢出血、盆腔感染等。

（3）卵巢扭转：由于促排卵治疗导致多个卵泡生长，或取卵后形成多个黄体囊肿，使卵巢体积明显增大，当发生剧烈活动或改变体位时，会引起卵巢扭转。患者会出现突发的剧烈腹痛，可伴有恶心、呕吐。

（4）多胎妊娠：多胎妊娠晚期流产和早产的风险显著高于单胎妊娠，母亲患妊娠期糖尿病、妊娠期高血压疾病、发生难产和产后出血的风险显著增加。因此，多胎妊娠对母儿均不利。对于三胎或三胎以上妊娠者，应进行减胎术，而对于双胎妊娠者，建议患者减胎以减少产科并发症。

（5）异位妊娠：虽然 IVF 是将胚胎移植到子宫内，但由于输卵管趋化因子对胚胎的影响，胚胎会游走进入输卵管内，在输卵管内着床、发育，从而发生异位妊娠。

（6）流产：试管婴儿助孕妊娠与自然怀孕一样，都有流产的风险，流产率约为 10%，有的患者在胚胎移植 1 个月后多次 B 超检查发现空孕囊，见不到胎心搏动，甚至数周后发现胚胎停止发育，应及时做清宫处理。如出现阴道出血，应及时就诊。

79．输卵管积水对试管婴儿有什么影响？

（1）造成流产：当女性朋友怀孕却患有输卵管积水时，来自积水的毒性物质在胚胎移植时流入子宫腔，便会对移植入子宫腔的胚胎产生毒性作用，影响胚胎的生长发育，使胚胎的种植率及妊娠率降低，造成流产的发生。

（2）发生异位妊娠：当女性患有输卵管积水时，输卵管纤毛的摆动及输卵管平滑肌的蠕动会因此受到影响，使受精卵无法顺利到达子宫腔内，于是只好停留在输卵管内继续生长、发育，便形成了异位妊娠。异位妊娠对女性的危害是相当大的，若发现不及时，会破裂出血，十分凶险，甚至危及生命。

（3）导致不孕：如果女性患有输卵管积水，精子将无法顺利与卵子相遇结合，所以女性无法成功怀孕，导致不孕的发生。

80．卵巢过度刺激综合征是如何发生的？

卵巢过度刺激综合征（OHSS）是一种由外源性或内源性促排卵药物引起的临床综合征。是试管婴儿助孕过程中一种常见的并发症，在接受促排卵治疗的患者中 OHSS 的发生率约为 23%。患者会表现为卵巢体积显著增大、血液浓缩、低蛋白血症，严重者会出现大量的胸腔积液、腹水，血栓形成，更严重者会出现多器官功能衰竭，危及生命。OHSS 症状通常在取卵后或胚胎移植妊娠后出现。在"夜针日"后 7 天内出现的为早发型，"夜针日"后 8 天以上出现的为迟发型，其主要表现为恶心、呕吐，甚至腹胀、胸闷、呼吸不畅等。OHSS 是一种自限性疾病，其发展与是否怀孕有关，如果没有怀孕，症状通常在 72 小时内改善，即使有个别患者症状持续，但也会在月经来潮时迅速改善。对于轻症患者可留院观察，根据血激素结果和 B 超检查结果决定后续治疗。对于症状持续加重的患者，例如出现腹围持续增加，腹痛症状加重，呼吸困难，不能平躺休息，下肢水肿或会阴水肿，体重增加，尿量减少等，均需要住院治疗。出现上述症状是因为血管通透性增加，就像水管变成了筛网，"水"都漏到了血管外面，同时血管内的白蛋白以及各种电解质等均同时漏到血管外，就造成了胸腔积液、腹水和电解质紊乱，而妊娠会加重这些症状。对于妊娠者其症状一般会维持 3 周左右。轻、中度患者应多喝水（每天饮水量＞1 000ml），注意尿量和体重的增长，如果发现尿量减少或体重增长过快（1 天超过 1kg 以上）需到医院就诊。重度 OHSS 需要住院，住院持续观察腹围、尿量、体重增长情况，监测血液各项指标，及时对症治疗，防止进一步加重。目前 OHSS 的治疗主要是支持治疗，防止严重的并发症发生，为了防止血液浓缩以及肾衰竭，需进行以扩充血容量为目的的补液支持治疗；少数病情严重的患者，需进行腹腔穿刺引流腹水。对于卵巢过度刺激综合征，预防重于治疗，预防是第一位的，特别是对高危人群的预防。

81. 哪些患者更容易发生卵巢过度刺激综合征?

通常而言，年轻、体重指数（body mass index，BMI）较低，卵巢储备高（PCOS），既往曾有 OHSS 病史的患者都是发生 OHSS 的高危人群。具体而言，年龄＜35 岁，AMH＞3.4ng/ml，发育卵泡

≥25 个，扳机日 E_2>3 500pg/ml，获卵数≥24 枚都是 OHSS 高发的指标。一旦医生诊断您有中重度 OHSS 倾向时，请遵医嘱进行住院观察治疗，必要时停用雌激素类药物。定期复查血常规、肝肾功能，了解身体状态并通过调整药物改善体内异常的指标。而您需要每天早晨起床后在同一时间称量体重，并记录每天的尿量，因为这些是判断病情好转还是加重的重要指标，建议患者适当运动，久坐或久卧容易使下肢静脉血液流动变慢，增加血栓发生的风险，血栓是 OHSS 最严重的并发症，严重者可危及生命，因此请避免躺在床上一动不动。在住院治疗过程中，胃口不佳是常见的状况，严重者不能进食，对于不能进食者可以静脉输注液体补充能量。在个人饮食能力范围内，建议少食多餐地进食高蛋白饮食，例如鸡蛋白就是很好的选择，不推荐单纯饮用白开水，因为在 OHSS 的状态下，这些喝进去的水很快就会"漏"到血管外，增加腹水量。双胎或双胎以上妊娠妇女由于雌孕激素快速上升，卵巢过度刺激综合征的症状会更严重。腹痛的表现是因人而异的，大部分患者一般无腹痛的表现，而以腹胀更加显著；若腹痛明显，应警惕卵巢扭转的可能性。

82. 卵巢过度刺激综合征发生后如何自我护理？

首先，应注意休息，避免剧烈运动或重体力劳动，防止发生卵巢扭转或破裂。其次，注意高蛋白、清淡易消化饮食，避免生冷、辛辣等饮食，防止腹胀、腹泻。第三，学会自我监测：每日测量并记录体重、腹围和出入量，如果恶心、呕吐、腹胀、腹痛明显加重，尿量减少或病程持续超过 2 周，需住院治疗，以防止发生中、重度卵巢过度刺激综合征。

83. 胚胎移植术后怀了多胞胎怎么办?

多胎妊娠(一次妊娠同时有 2 个或 2 个以上的胎儿)属于病理妊娠,孕妇在妊娠期和分娩时容易发生多种并发症,严重威胁母儿安全。随着妊娠胎数的增加,围产儿死亡率也明显增加,即使多个早产儿存活,其体格与智力也会受到影响。

多胎妊娠的母婴并发症远远高于单胎妊娠,例如妊娠期高血压疾病、贫血、妊娠期肝内胆汁淤积综合征、胎儿畸形、胎儿生长受限、低出生体重儿、流产、早产、胎膜早破、双胎输血综合征、胎死宫内、胎盘早剥、前置胎盘、羊水过多、产后出血及产褥感染等。

为了减少多胎妊娠对母儿的损害,提高存活儿的成活率与生育质量,实施多胎妊娠选择性减胎术非常必要。国家卫生健康委员会发布的《人类辅助生殖技术规范》明确规定多胎妊娠应该实施减胎术,杜绝三胎和三胎以上的妊娠分娩。多胎妊娠减胎术已发展成为一种比较安全的操作,可以通过减少胎儿的数量降低母儿并发症发生率及围产儿死亡率。

84. 什么时候减胎最适宜?

手术方法有经腹和经阴道两种,从较早的经腹部减胎发展至现今的经阴道减胎,减胎技术已经非常成熟。建议孕早期经阴道实施减胎术,手术操作方式如同取卵术。经阴道减胎术最佳减胎时机为妊娠 6~8 周进行。

85．减胎术后有什么并发症？

减胎术的目的是为了减少母婴并发症，保证母婴安全。但减胎术本身可能引起感染、出血等并发症，有可能诱发完全流产。随着减胎技术的成熟，减胎成功率约 80% 以上，妊娠周数越小，减胎成功率越高。

86．胚胎移植术后为什么会发生异位妊娠？

受精卵种植在子宫体腔以外部位的妊娠称为异位妊娠，俗称宫外孕。异位妊娠根据受精卵种植部位不同分为：输卵管妊娠、卵巢妊娠、腹腔妊娠、阔韧带妊娠和宫颈妊娠等。自然妊娠中异位妊娠的发生率约为 1%～2%，ART 周期中异位妊娠的发生率较自然周期增高 2 倍以上，其中 IVF 周期异位妊娠发生率高达 2%～11%。胚胎移植引起的刺激可诱导子宫收缩及子宫内膜蠕动，可能使胚胎进入输卵管，增加异位妊娠发生风险；胚胎移植过程困难、使用宫颈钳引起子宫收缩，增加异位妊娠发生风险；输卵管结构、功能的改变是导致异位妊娠发生的主要因素；子宫内膜异位症、盆腔手术史，增加异位妊娠发生风险。

87．辅助生殖技术后的异位妊娠如何早期诊断？

异位妊娠破裂大量出血会危及生命安全。如果在异位妊娠破裂之前能够及时发现并采取有效措施，就会将风险降到最低。

（1）超声检查：怀孕后超声检查能看到孕囊的时间如下：若月经周期规律，月经推迟 10 天以上可在超声下看到孕囊；排卵后 4 周可在超声下看到孕囊；血 hCG>2 000U/L 可在超声下看到孕囊，若此时超声检查宫腔内未见孕囊，高度怀疑异位妊娠。

（2）血 hCG 及孕酮测定：①血 hCG 测定：早孕后正常发育的胚胎绒毛分泌的 hCG（人绒毛膜促性腺激素）快速上升，常常每 2~3 天增加 1 倍，如果倍增时间超过 7 天，或者每 2 天增加量<66%，则警惕异位妊娠的可能性；②孕酮测定：异位妊娠时，孕酮值偏低，多数在 10~25ng/ml 之间，甚至<5ng/ml。

88．试管宝宝先天畸形发生率较自然妊娠的更高吗？

大量研究表明，试管婴儿发生畸形的概率与自然妊娠是一样的。也就是说，无论是自然孕育婴儿还是通过试管婴儿技术孕育婴儿，对胎儿畸形的发生没有显著影响。试管宝宝在体格、智力、精神、心理等方面与自然怀孕的宝宝并没有明显的区别。试管婴儿与正常受孕的婴儿一样，都是通过父亲和母亲的生殖细胞结合而形成的胚胎，继承了父母双方的遗传物质。

89．胎儿畸形的概念及检测手段有哪些？

胎儿畸形是指胎儿在子宫内发生的结构或染色体异常。造成胎儿畸形的原因很复杂，包括胎儿自身遗传性因素、母体因素或外界环境因素等。预防胎儿畸形，及时检查出严重胎儿畸形并进行引产，是提高出生人口质量的重要手段之一。

最常见的胎儿畸形包括 21- 三体综合征、先天性心脏病、神经管缺陷、唇腭裂、多指 / 趾、脑积水等。

（1）胎儿 B 超：是检查胎儿畸形的常用方法，一般在怀孕

20～24周检查，胎儿的各个脏器都能通过B超清楚地显现出来，如果B超发现胎儿严重畸形，应及时终止妊娠，以免拖至妊娠晚期给孕妇造成更大的痛苦。但并不是所有的胎儿畸形都能用B超检测出，因染色体异常而导致的先天愚型或一些微小畸形，B超下不容易测出来；有些胎儿畸形到妊娠后期才能表现出来；由于超声的分辨率有限以及技术的原因，有些胎儿畸形会在超声检查时漏诊。

（2）胎儿磁共振检查：磁共振因具有多位成像、软组织分辨率高、无辐射、对胎儿安全等特点，在产科的应用越来越广泛，并成为产前诊断中对超声检查发现的胎儿异常的重要验证和补充诊断手段。尤其在诊断胎儿中枢神经系统异常，如鉴别脑出血等方面有较为突出的优势。

（3）介入性产前诊断：通过羊水穿刺、脐带血穿刺等技术，可对胎儿细胞进行染色体核型分析、基因检测，从而对某些胎儿先天性疾病作出诊断。

（王丽蓉　杨柳）

第五章　不孕不育与中医

1．备孕期间的中医治疗有哪些？

首先养身，中医提倡的孕前准备，讲究全身调理，其中以肝、脾、肾尤为重要。其次养血，生活起居要保持规律，保证休息和适量的运动，不要过度劳累，以免亏耗精血液。再次养气，以乐观、豁达、愉快的状态面对生活，振奋精神维护元气。最后养神，中医有"药养不如食养，食养不如精养，精养不如神养"之说，安静和顺、神清气和、胸怀开阔、从容温和的状态较为适宜。

2．中医体质有哪些？

中医对体质的论述始于西汉时期的《黄帝内经》，根据不同人的身体状况，把人体分为九种体质，分别是平和质、气虚质、阳虚质、阴虚质、痰湿质、湿热质、血瘀质、气郁质、特禀质。

3．中医体质与不孕症有什么关系？

有研究发现，在不孕症患者中，不同病因患者的体质存在差异，输卵管因素不孕的常见体质为阳虚质、平和质、气郁质和气虚质；排卵因素不孕的常见体质为阳虚质、气郁质和痰湿质；子宫内膜异位症不孕者的常见体质为阳虚质、血瘀质和气郁质。此外有研究显示：年龄、异位妊娠史及湿热体质对不孕症的发生有显著影响，年龄越大，发生不孕症的危险性越大，年龄每增大一岁，发生不孕症的风险性是原来的 1.137 倍；既往异位妊娠次数越多，发生不孕症的风险性越大，每多发生一次异位妊娠，其风险性增加 39.5 倍；湿热体质发生不孕的危险是非湿热体质的 2.8 倍或更多。

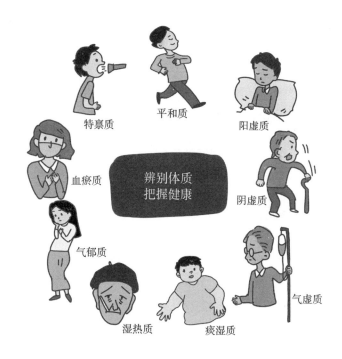

辨别体质
把握健康

特禀质

平和质

阳虚质

血瘀质

阴虚质

气郁质

气虚质

湿热质

痰湿质

4. 备孕期间应怎样调整中医体质？

（1）平和体质调养方式：吃得不要过饱，也不能过饥，吃得不过冷也不过热；多吃五谷杂粮、蔬菜瓜果，少食过于油腻及辛辣之物；运动上，年轻人可选择跑步、打球等。

（2）阳虚体质调养方式：可多吃温阳祛寒的食物，比如葱、姜、蒜、花椒、韭菜、辣椒、胡椒等；少食生冷寒凉食物，如黄瓜、梨、西瓜等；自行按摩气海、足三里、涌泉等穴位，或经常灸足三里、关元。

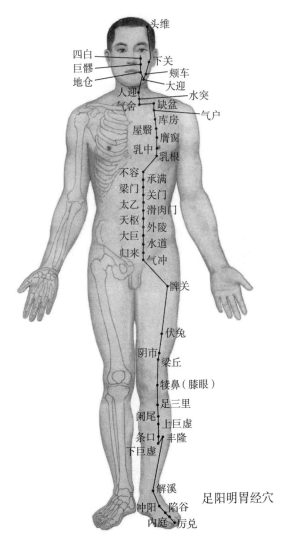

足阳明胃经穴

（3）气虚体质调养方式：多吃具有益气健脾的食物，如黄豆、大枣、桂圆、蜂蜜等。柔缓运动，散步、打太极拳等为主，平时可按摩足三里穴。

（4）湿热体质调养方式：饮食清淡，多吃甘寒、甘平、利湿的食物如绿豆、空心菜、苋菜、芹菜、黄瓜、冬瓜、西瓜等。少食辛温助热的食物，戒除烟酒。不要熬夜、过于劳累。适合中长跑、游泳、爬山、各种球类、武术等运动。

（5）痰湿体质调养方式：饮食清淡，多食葱、蒜、海藻、海带、冬瓜、萝卜、金橘、芥末等食物；少食肥肉及甜、黏、油腻食物。

（6）阴虚体质调养方式：多吃甘凉滋润的食物，比如绿豆、冬瓜、芝麻、百合等，少食性温燥烈的食物；中午保持一定的午休时间，避免熬夜；锻炼时要控制出汗量，及时补充水分。

（7）气郁体质调养方式：多吃小麦、葱、蒜、海带、海藻、萝卜、金橘、山楂等具有行气、解郁、消食、醒神的食物；睡前避免饮茶、咖啡等提神醒脑的饮料。

（8）血瘀体质调养方式：可多食黑豆、海带、紫菜、萝卜、胡萝卜、山楂、醋、绿茶等具有活血、散结、行气、疏肝解郁作用的食物；少食肥猪肉等，并保持足够的睡眠；可服用桂枝茯苓丸等。

（9）过敏体质调养方式：饮食清淡、均衡，粗细搭配适当，荤素合理；少食海鲜、浓茶、辛辣食物、腥膻发物及含致敏物质的食物。

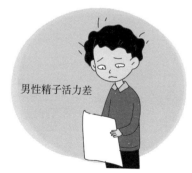

男性精子活力差

5.艾灸可以治疗不孕症吗?

中医认为人之所以生病，全是因为"经络不通，阴阳失和"，也就是西医说的"新陈代谢受阻，血液循环放慢"。经络闭阻不通，气血流行不畅，甚至气滞血瘀，从而引发肢体或脏腑组织的粘连、疼痛、肿胀等，从而使

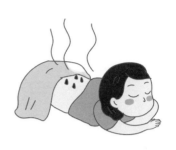

脏腑组织功能活动失去平衡。经络不畅，瘀阻胞宫，形成不孕。艾灸是通过热量的共振传导，打开瘀阻的经络，让经络恢复畅通。艾灸理疗中，热量带动气血沿经络快速前行，达到活血化瘀、温经通络的效果。

6.火罐技术如何调整脏腑平衡?

当人体受到风、寒、暑、湿、燥、火、毒、外伤的侵袭或内伤情志后，即可导致脏腑功能失调，产生病理产物，如瘀血、气郁、痰涎、宿食、水浊、邪火等，这些病理产物又是致病因素。中医认为拔罐是通过罐

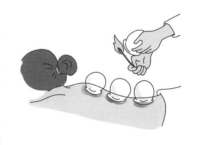

内负压的作用打开毛细血管及毛汗孔，使局部产生收缩和冲挤的相互作用，将毛孔吸开并使皮肤充血，通过物理的刺激和负压人为造成毛细血管破裂而致瘀血，使体内的病理产物从皮肤毛孔中排出体外，达到逐寒祛湿、疏通经络、祛除淤滞、行气活血、消肿止痛、拔毒泻热的目的，从而调整人体的阴阳平衡、解除疲劳、增强体质，使经络气

血得以疏通，调动人体细胞修复功能及坏死细胞吸收功能，能促进血液循环，激发精气，调理气血，达到提高和调节人体免疫力，防治疾病的目的。

7. 蜡疗治疗不孕症的作用有哪些？

石蜡具有很强柔韧性，可随意贴敷身体的任何部位。通过蜡疗，可使局部肌肉松弛，血液循环和淋巴回流增加，减轻肿胀，消除疼痛。故有利于深部组织水肿消散、消炎、镇痛，适用于腹部手术后粘连、瘢痕、慢性盆腔炎、盆腔积液等。

8. 超短波治疗不孕症的作用有哪些？

超短波治疗仪是一种传统的治疗仪器，通过采用电子管振荡产生超短波高频电场来进行治疗的仪器设备。通常将波长 1～10m，频率 30～300MHz 的射频电流称为超短波电流，用于临床称为超短波疗法。大部分设备通过电容电极输出能量，将患处置于电极之间，在高频电场的作用下，使病变部位的分子和离子在其平行位置振动，并互相摩擦而产生热效应。这种热效应使患部的表层和深层组织均匀受热，能增强血管通透性，改善微循环，调节内分泌，加强组织机体的新陈代谢，降低感觉神经的兴奋性，从而达到抑菌、消炎、止痛、解痉之效，促进血液循环和组织修复，常用于治疗盆腔炎、附件炎、卵巢囊肿、不孕症、月经不调等。

9. 针灸治疗不孕症有哪些优势？

中医针灸是一种独特的、疗效确切且无毒副作用的纯绿色自然疗

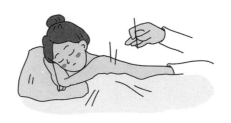

法，其通过辨证选穴、疏通经络、调理冲任，全面地调整脏腑功能，调节人体内分泌功能，使新的平衡在下丘脑－垂体－卵巢轴中建立，逐渐恢复卵巢的正常功能，同时专攻胞宫痰浊寒瘀，在经络穴位介导气血循行的作用下温通下焦，提高受孕率。针灸这种以补正驱邪为核心的治疗方式是从根源上解决患者的不孕问题，而不会产生消化道、肝肾功能受损等副作用。

10．中医针刺治疗可以改善卵巢储备功能低下吗？

针刺治疗可以舒经通络，理气活血，降低血清 FSH 水平提高血清 E_2 水平，从而改善卵巢储备功能低下，提高卵子质量。

11．中医如何治疗输卵管积水？

输卵管积水中医辨证多属痰湿水饮郁结、气机阻滞、血脉瘀阻、寒凝胞脉，致使肝失疏泄、脾主运化水液功能失调而成，中医治疗采用疏肝健脾、祛湿化痰、行气活血、化瘀逐饮、温经通脉之法，常以中药配合针刺治疗、蜡疗、艾灸、电脑中频治疗等改善盆腔血液循环，促进输卵管积水的吸收。

12．"宫寒"是怎么回事？

中医所说的"子宫"与西医所指的子宫不同，它的范围要更大些，包括子宫、卵巢等多种器官。"宫寒"是中医学对患者多种临床症状的总结，例如月经前或经期小腹疼痛，热敷后疼痛可得到缓解；白带清稀量多；严重者可造成不孕。患了"宫寒"关键是要改变自己的生活习惯。首先，要注意保暖，尤其小腹为主。其次，在饮食上，要避免吃生冷食物，不生吃白菜、白萝卜，少喝绿茶等寒性的食物等，多吃些温阳的食物，例如羊肉、韭菜、核桃、桂圆、枣、花生等。

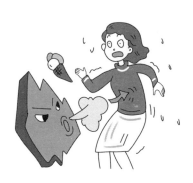

13．中医药食同源，如何正确使用药膳？

药膳就是以药和食物为原料，经过烹饪加工制成的一种具有食疗作用的膳食。药膳的运用要遵循因证用膳、因时而异、因人用膳、因地而异等原则。如血虚的患者多选用补血的食物，如红枣、花生，阴

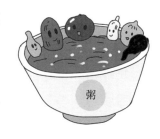

虚的患者多食用枸杞、百合、麦冬等。中医认为，人与日月相应。"用寒远寒，用热远热"，意思是说在采用性质寒凉的药物时，应避开寒冷的冬天；而采用性质温热的药物时，应避开炎热的夏天。食物疗法不能代替药物疗法，而药膳在保健、养生、康复中却有很重要的地位。应正确食用药膳，必要时咨询医务人员。

14．足浴可以帮助调理身体吗？

足浴的历史已有数千年，泡
脚的作用很大。脚部分布着人体
大量的毛细血管，即是三条阳经
（膀胱经、胃经、胆经）的终止
点，又是三条阴经（脾经、肝经、
肾经）的起始点，人的双脚上存
在着与各脏腑器官相对应的反射

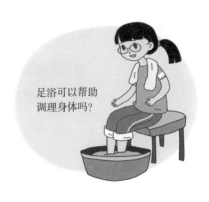

足浴可以帮助
调理身体吗？

区和经络的分布，当用温水泡脚时，可以刺激这些反射区，促进人体
血液循环，同时热刺激会使足部微循环加快，调理内分泌系统，增强
人体器官功能，取得防病治病的效果。

15．试管婴儿助孕治疗中如何正确选择中西医治疗？

中西合并诊治有其好处，西医疗程与中医调理各有其治疗顺序，
为避免药物或治疗互相冲突，建议要同时会诊西医师与中医师，寻求
相互配合或避免冲突，以取得双重治疗功效，避免药效互相冲突。

16．降调节期间潮热盗汗、心烦易怒，只能忍着吗？

降调节治疗后雌激素水平下降，经常出现潮热盗汗、心烦易怒，
面对这种情况，我们应积极治疗，改善症状。在不影响降调节治疗的
前提下，可以根据医生的建议服用一些滋阴清热、疏肝理气的中药汤
药或中成药，也可行中医针刺治疗。

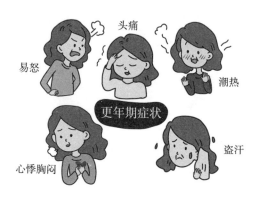

17. 取卵后胃胀胃痛怎么办？

术后腹部受凉，肠胃痉挛，易出现胃胀胃痛，所以要注意腹部保暖。饮食不要过于油腻，如红烧肉等，尽量吃稀粥、面片等软的、易消化的食物，空腹不食用大量高蛋白食物。必要时可针刺治疗。

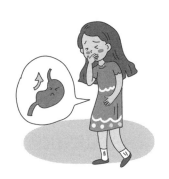

18. 试管婴儿助孕治疗中便秘怎么办？

试管周期便秘时应：

（1）养成规律排便习惯，每天按时排便，有便意即如厕。

（2）多食大白菜、娃娃菜、银耳等富含膳食纤维、易消化食物。

（3）服用肠道益生菌制剂调节肠道菌群平衡。

（4）针刺治疗。

19. 试管婴儿助孕治疗中睡眠障碍怎么办？

（1）关注日常饮食，避免在空腹或饱腹的情况下上床休息。

（2）作息时间规律，尽量固定每天入睡和起床的时间。

（3）创造舒适的入睡环境。

（4）控制日间的小睡时间。

（5）每日坚持规律性的体育运动。

（6）合理调节压力。

（7）针刺治疗。

20．胚胎移植术后生活起居需要注意哪些?

胚胎移植术后起居生活需要注意：①作息规律，按时作息，不熬夜，不憋尿。②保持良好的情绪，不生气、不吵架，全身放松有利于预防子宫收缩。③预防便秘。胚胎移植后活动减少，加

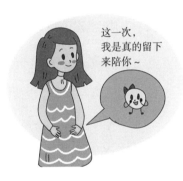

这一次，我是真的留下来陪你~

之服用黄体酮，肠胃蠕动减缓，容易出现便秘，为避免这种情况的发生，应适量多吃一些富含膳食纤维的食物，如水果、蔬菜等刺激肠胃蠕动。④预防感冒。在胚胎移植后的2周内，尽量避免去人多拥挤、空气流通不畅的地方。注意天气变化，及时增减衣服。⑤胚胎移植后，根据医嘱按时服药，及时检查。

21．胚胎移植后感冒怎么办?

胚胎移植术后要做到不劳累，要有充足的休息。感冒初期若出现打喷嚏、流清鼻涕，可以用生姜3片、葱白3根餐后煮水喝，微微

发汗；如果伴有咽干咽痒可以餐后煮梨温服。感冒加重伴严重不适及时到医院呼吸科就诊。

22．胚胎移植失败后中医有哪些调理措施？

胚胎移植失败后调理：①调整心情，让自己摆脱失败后低落的心情，建议跟亲近的家人或朋友去户外多活动；②调整身体，在再次胚胎移植之前做必要的相关检查，排除可能导致不孕的相关因素，并进行相关的药物治疗；③进行中医体质辨识，根据中医体质行体质调理。

23．妇科热磁理疗可以治疗不孕症吗？

（1）腔内热磁探头治疗原理：根据远红外线的物理学、生物学特性和磁场生物学原理，把远红外线疗法与磁场疗法有机地结合起来，采用特制的二合一热磁探头，直接作用于腔内炎症区域，利用电热原理对探头进行加热，在温度传感器的调控下，使其达到一定温度，产生强大磁场与远红外线，其能量被组织吸收后引起分子动能增加，产生热效应，使组织温度升高。这种远红外热效应与磁场生物效应，能改善阴道腔内局部的血液循环，使血管扩张，血流及淋巴液循环加速，网状内皮细胞及白细胞的吞噬功能增强，新陈代谢产物及毒素的排泄加快，继而促进炎症的吸收、消散，抑制细菌生长，从而达到治疗疾病的目的。

（2）体表温热辐射器治疗原理：根据神经反射疗法和温热疗法的理论基础，采用特制的合成石片作为导热体，利用电热原理对其进行加热，在温度传感器的调控下使温度恒定，通过导热石片释放出的热能作用于体表（下腹部或腰骶部），可反射性地影响盆腔器官，对病变局部起到温疗与热疗的作用。

（3）适用范围：附件炎、盆腔炎、不孕症、子宫内膜炎、慢性盆腔炎、盆腔脓肿、输卵管炎、痛经、阴道炎、慢性盆腔痛。

24．取卵术后为什么要做足底反射治疗？

足部有 60 多个反射区，代表着人体的各个脏器，我们根据消化系统所在反射区部位施以按摩手法，刺激反射区，从而促进消化功能，疏通经络气血，改善胃脘部胀满不适，以健脾助运。

25．试管婴儿助孕治疗中男性如何日常调理？

（1）改掉不良的生活习惯，增强体质，患者应戒烟、戒酒、忌辛辣饮食，生活起居养成良好的规律，加强营养，进行适度的体育锻炼，这是治疗男性不育的注意事项中最基本的一项，一定要做到。

（2）遵从医生的指导合理治疗，不育症属难治疾病，切忌道听途说，滥用补药，这是治疗男性不育的注意事项中必须要做到的。应在专科医生的指导下合理治疗。

（3）治疗男性不育症以 3 个月为一疗程，是根据精子从产生到排出体外约需 90 天为依据而确定的。因而，接受药物治疗的患者切忌着急或认为药物无效，坚持服药 3 个月后才会出现疗效。

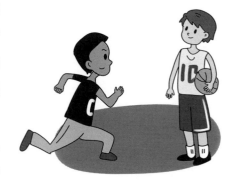

（4）夫妇性生活需适度、有效、和谐。治疗不育症切忌

急躁，夫妇双方应密切配合，坚持测定妻子的排卵期，在排卵期前后适当增加同房次数，增加受孕机会。

26．试管婴儿助孕治疗中男性可以做哪些中医治疗改善精液质量？

中药口服是目前应用最多的中医治疗方法，针对不同的证型有着不同的用药方案，但是需要在有经验的中医师指导下服用。

（1）益气：主要是补养脾肾之气。气能生精，气虚则精少。用于治疗脾肾虚弱之各种类型不育，临床常见如气虚造成的死精、弱精、少精不育。常用药物有人参、党参、西洋参、黄芪、刺五加、山萸肉等。

（2）活血：主要为通行全身血液，化除血瘀，临床用于由血瘀引起的不育，如血瘀不射精不育、血瘀精索静脉曲张不育等。常用药物有红花、丹参、赤芍、川芎、王不留行、穿山甲等。

（3）养血：主要通过滋补肝、脾以养血精。精血同源，血足则精旺。临床用于治疗血亏精乏的各种不育，如精液异常不育伴面色苍白、失眠、乏力等血亏症状。常用药物有当归、紫河车、鹿角胶、阿胶等。

（4）清热解毒：为清除下焦、膀胱、精室、精道之热邪毒邪，用于各种炎症因素引起的不育，伴见热邪毒邪炽盛的症状。常用药物为蒲公英、车前草、鱼腥草、白花蛇舌草、滑石、茜草、金银花、紫花地丁等。

（5）补肾：有补肾阳、肾阴之分，补阴、阳用药平和，促进生殖，又称补益肾精。主要用于肾虚阳痿、性欲低下、精液异常等原因引起的不育。常用药物有巴戟天、仙茅、仙灵脾、肉苁蓉、首乌、熟地、黄精、韭菜子、枸杞子、蒺藜子等。

（6）行气：主要为疏肝解郁，用于肝郁造成的阳痿、不射精、早泄、精液量少等不育。常用药物为柴胡、枳壳、厚朴、枣皮、川楝子等。

（7）收涩：主要为固肾、涩精、敛气。精气不固，则气虚、气散、精失，造成不育。临床主要用于脾肾不固，精滑气散而致遗精、遗尿，胃、肠下垂等症伴不育。常用药物有芡实、金樱子、桑螵蛸、刺猬皮、莲须等。

除上述药物治疗外，针灸治疗也是中医治疗中的一种，主要的分为取穴与方法两种，取穴：肾俞、膀胱俞、三阴交、关元。方法：中强刺激，每天1次，10次为1个疗程。刺关元时针尖向下，使针感传到外生殖器。一般以3个疗程为宜。

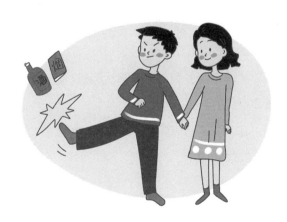

27. 哪些中草药对精子有损害？

现代药理研究表明一些中药有较强的杀精作用，经证实具有杀精作用的中药大致有如下几种：

（1）棉花籽：从棉花籽中提取的棉酚是有效的杀精药物，目前专家们正研究利用棉酚合成男性避孕药。

（2）雷公藤：成人每天服用本品10~20g，连用14天，即可导致精子减少，连用60天则可杀死大部分精子，停药3个月后精子数明显增多或恢复正常。

（3）七叶一枝花：其提取物及粗皂甙，均有较强的体外杀精作用。

（4）蚯蚓（地龙干）：蚯蚓水煎剂的乙醇提取物（蚯蚓粉）及其成分之一琥珀酸，可使小白鼠精子在1分钟内全部失去活动力，而蚯蚓粉使人体精子瞬间失活的最低含量为5%，琥珀酸为0.5%。

（5）苦参：具有较强而迅速的体外杀精作用。苦参使人体精子瞬间失活的最低含量为15%，其杀精子作用主要为碎解精子。

（6）油茶籽：油茶籽皂甙可在20秒内抑制鼠和人精子，最低有效含量分别为0.01mg/L和0.6mg/L。

（7）大蒜：大蒜杀精的有效成分是大蒜素，0.75%含量能使人和大鼠的精子在20秒内全部失活。

（8）猪胆、山慈姑、土贝母、满天星、肥皂草等的提取物或皂甙都有不同程度的杀精作用。

（胡俊平　赵翠）

第六章　不孕不育与营养

第一节　基础营养元素与生殖

1. 常见的营养元素有哪些?

蛋白质、脂肪、碳水化合物、维生素与矿物质是人类生长发育必不可少的营养物质，不同的营养物质在人类生育过程中发挥着不同的作用。

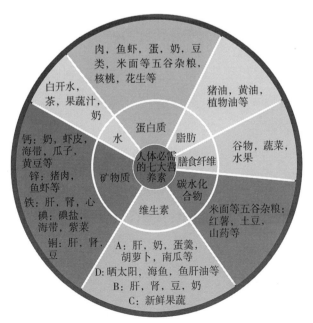

2. 试管婴儿助孕患者需要哪些营养素？

试管婴儿助孕的夫妇所需要的蛋白质、脂肪、碳水化合物、维生素与矿物质，要比非怀孕的夫妇多，但并不是没有限量，而是要求不同身体状况与素质的夫妇必须根据自己的实际情况有的放矢地摄入与补充机体所需要的营养物质。

3. 蛋白质对人类生殖有什么作用？

蛋白质是构成酶、激素的基础物质，人类生殖的许多重要生理过程都需要蛋白质的参与，如蛋白质缺乏可影响人的性欲，但过高蛋白的摄入会干扰胚胎发育的正常基因印迹，影响胚胎着床和胎儿发育，导致流产，一般建议高蛋白食物所占比例不超过25%。

4. 蛋白质对于男性备孕有什么作用？

蛋白质是人体的营养基础，它们参与包括性器官、精子在内的人体组织细胞的构成，如精氨酸是精子生成的重要原料，且有提高性功能和消除疲劳的作用。因此男性患者饮食应以高蛋白质为主，但应注意如果高蛋白物质摄入过多，却忽略维生素的摄入，就容易造成酸性体质，同样给受孕带来困难。

5. 蛋白质对于女性备孕有什么作用？

蛋白质是人体生长发育以及卵子生成、胚胎发育必不可少的物质，同时蛋白质也能被分解，为人体的生命活动提供能量，蛋白质需要量随着女性妊娠而增加，以满足母体、胎盘和胎儿生长的需要。孕期蛋白质在体重增加中占约 1kg。其中，近 50% 为胎儿所有，其余包括子宫、乳房、胎盘、血液和羊水，妊娠期蛋白质摄入不足造成必需氨基酸缺乏可导致胎儿发育迟缓和胎儿畸形，因此试管婴儿助孕女性患者应该适当增加蛋白质的摄入量。

6．什么是优质蛋白质？

优质蛋白质即完全蛋白质，所含必需氨基酸种类齐全、数量充足、比例适当，优质蛋白质中的氨基酸利用率高，各种氨基酸的比率符合人体蛋白质氨基酸的比率。

7．什么是必需氨基酸？

人体必需氨基酸指人体不能合成或合成速度远远不够满足机体的需要，必须由食物蛋白供给，这些氨基酸称为必需氨基酸，共有赖氨酸、色氨酸、苯丙氨酸、甲硫氨酸、苏氨酸、异亮氨酸、亮氨酸、缬氨酸 8 种。

8．优质蛋白的食物来源有哪些？

优质蛋白的主要食物来源包括牲畜的奶，如牛奶、羊奶、马奶等；畜肉，如牛、羊、猪肉等；禽肉，如鸡、鸭、鹅、鹌鹑等；蛋类，如鸡蛋、鸭蛋、鹌鹑蛋等；水产类，如鱼、虾、蟹等；还有大豆类，包括黄豆、大青豆和黑豆等；此外芝麻、瓜子、核桃、杏仁、松子等干

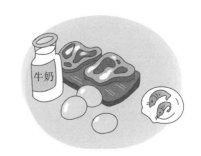

果类的蛋白质的含量均较高。由于各种食物中氨基酸的含量、所含氨基酸的种类各异，因此，我们日常饮食应该注意植物蛋白与动物蛋白相互搭配。

9. 试管婴儿助孕患者摄入蛋白质时需要注意什么？

试管婴儿助孕患者在整个治疗过程中，在正常饮食的基础上应适当增加蛋白摄入量，如无卵巢过度刺激综合征发生风险，不需要过分补充蛋白质，但试管婴儿周期治疗后妊娠期患者应该注意适当增加蛋白摄入量：妊娠早期（12周末前）增加5g/d；妊娠中期（13～27周末）增加15g/d；妊娠晚期（28周后）增加25g/d。在保证数量的同时，还要注意保证动物类食品和大豆类摄入量占总量的1/3以上。

10. 正常成年人每日蛋白质摄入量应该是多少？

蛋白质的需要量因健康状态、年龄、体重等各种因素会有所不同。身材越高大或年龄越小的人，需要的蛋白质越多。

表1　不同年龄人群每日所需蛋白质指数

年龄	指数
1～3岁	1.80
4～6岁	1.49
7～10岁	1.21
11～14岁	0.99
15～18岁	0.88
19岁以上	0.79

注：计算方法为：先找出自己的年龄段指数，再用此指数乘以自己的体重（kg），所得的答案就是您一日所需要的蛋白质克数。例如：体重60kg，年龄28岁的患者，一日所需要的蛋白质指数是0.79，此人一日所需要的蛋白质的量是：0.79×60=47.4g。

11. 什么是脂肪?

脂类是脂肪、类脂的总称。脂肪又包括不饱和脂肪与饱和脂肪两种,动物脂肪以含饱和脂肪酸为多,在室温中呈固态。相反,植物脂肪则以含不饱和脂肪酸较多,在室温下呈液态。类脂则是指胆固醇、脑磷脂、卵磷脂等。

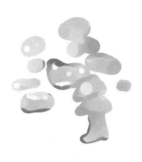

12. 脂肪对女性生殖有什么作用?

(1)绝经前期妇女50%的雄激素来源于脂肪,绝经期后妇女100%的雌激素来源于脂肪,因此脂肪对女性的激素水平具有重要的调节作用,对于促进女性发育和成熟,维持月经和生育能力具有重要意义。

(2)类固醇激素因子的更改和脂肪动员激素的分泌,可以影响食欲和生殖功能。

(3)体脂达到22%才能维持正常的月经,有利于排卵、受孕、生育和哺乳。

(4)脂肪可以为人体提供亚麻酸,有利于胎儿神经系统的发育,它经过胎盘传输给胎儿。

13. 脂肪对男性生殖有什么作用?

脂肪对男性生殖来说是必需的,因为性激素主要由脂肪中的胆固醇转化而来,胆固醇是合成性激素的重要原料,脂肪中还含有精子生成必需的脂肪酸，脂肪缺乏不仅影响精子的生成，还可引起性欲下降。

14．脂肪的食物来源有哪些？

脂肪的食物来源有两种：动物性食物以畜肉类含脂肪最丰富，且多为饱和脂肪酸。动物内脏除大肠外含脂肪量较高；禽肉含脂肪量较低，多数在 10% 以下。鱼类脂肪含量基本在 10% 以下，多数在 5% 左右，且其脂肪含不饱和脂肪酸较多。蛋类以蛋黄脂肪含量最高，约 30%，但全蛋仅为 10% 左右，其组成以单不饱和脂肪酸为多。植物性食物中以坚果类含脂肪最高，最高可达 50% 以上，不过其脂肪组成多以亚油酸为主，所以是多不饱和脂肪酸的重要来源。

15．脂肪摄入过量对生育有什么危害？

（1）脂肪摄入过多造成肥胖可以进一步诱发月经失调和不孕，并且与血清雄激素和黄体生成素升高相关，过度肥胖造成妊娠率低的同时，更容易发生妊娠期糖尿病、妊娠期高血压疾病、产程延长、难产和生育后感染。

（2）肥胖女性所生婴儿较大，婴儿神经管缺损风险增加一倍，新生儿死亡率较高，存活的新生儿可能存在葡萄糖耐量降低。

（3）脂肪摄入过多，造成男性肥胖可导致精液质量下降、精子蛋白质组学变异、勃起功能障碍等，从而使男性生育力下降。

16．试管婴儿助孕患者脂肪摄入量应该是多少？

对于试管婴儿助孕患者建议膳食脂肪供给量不宜超过总能量的

30%，其中饱和、单不饱和、多不饱和脂肪酸的比例应为 1：1：1。亚油酸提供的能量能达到总能量的 1%～2%，即可满足人体对必需脂肪酸的需要，日常饮食中，在满足机体需要的同时，应尽量减少脂类的摄入。

17．碳水化合物对生殖有什么作用？

碳水化合物是人类能量的主要来源，它进入人体后最终分解为葡萄糖才被吸收，葡萄糖是妊娠早期胎儿唯一的能量来源，如果葡萄糖摄入不足，身体就会动用储备的能量，例如会分解脂肪提供给人体使用，但在分解脂肪这些能量的时候，会产生酮体。酮体一旦进入羊水，而体内的葡萄糖含量又不足的情况下，胎儿可能会利用羊水中的酮体作为能量来源，对胎儿的脑、神经系统的发育影响较大，因此试管婴儿助孕患者治疗过程中要保证碳水化合物的摄入。

18．什么是低升糖食物？

吃完后血糖上升比较慢的食物就是低升糖指数食物，常见低升糖食物有：

（1）蔬菜类：菠菜、海苔、海带、豆芽、大白菜、小白菜、黄瓜、生菜、蘑菇、芹菜、油菜、茄子、西蓝花、卷心菜、韭菜、花椰菜、青椒、金针菇、平菇、香菇、干香菇、大葱、洋葱、番茄、藕。

（2）豆类：大豆、冻豆腐、豆腐干、刀豆、绿豆、鲜豆腐、扁豆。

（3）水果类：樱桃、柚子、草莓、香蕉、木瓜、苹果、梨、哈密瓜、桃子、橙子、葡萄。

（4）肉蛋类：鸡蛋、鱼肉、虾仁、蟹。

（5）奶类及饮料类：酸奶、牛奶、奶油、脱脂奶、番茄汁、咖啡、苹果汁。

（6）主食五谷类：粉丝、藕粉、荞麦、黑米、通心粉。

（7）糖及糖醇类：木糖醇、果糖。

19．什么是中升糖食物？

中升糖食物是指吃完后血糖上升速度中等的食物，常见中升糖食物有：

（1）蔬菜类：玉米、芋头、红薯。

（2）水果类：葡萄干（提子干）、熟香蕉、芒果、猕猴桃（奇异果）。

（3）肉类：鸡肉、鸭肉、鹅肉、猪肉、羊肉、牛肉。

（4）奶类及饮料类：可乐、橙汁、冰激凌。

（5）主食五谷类：鸡蛋面、乌冬面、油炸薯片、面包、麦片。

（6）糖及糖醇类：乳糖、巧克力、蔗糖。

20．什么是高升糖食物？

高升糖食物是指吃完后血糖马上升高的食物，常见高升糖指数食物有：

（1）蔬菜类：胡萝卜、南瓜。

（2）水果类：枣、菠萝、龙眼、荔枝、西瓜。

（3）零食类：土豆泥、炸薯条、膨化食品、米饼、爆米花。

（4）主食：油条、燕麦片、烙饼、面条（纯小麦粉）、糯米饭、馒头（纯小麦粉）、白米饭、面包。

（5）奶类和饮料类：炼乳、蜂蜜。

（6）糖及糖醇类：白糖、葡萄糖、麦芽糖。

21．什么是矿物质？

矿物质是地壳中自然存在的化合物或天然元素，又称为无机盐，是人体内无机物的总称。人体内含有的各种元素，除了碳、氧、氢、氮等主要以有机物的形式存在以外，其余的60多种元素统称为矿物质，其中25种为人体营养所必需。钙、镁、钾、钠、磷、硫、氯7种元素含量较多，占矿物质总量的60%～80%，称为宏量元素。其他元素如铁、铜、碘、锌、锰、钼、钴、铬、锡、钒、硅、镍、氟、硒共14种，存在数量极少，在机体内含量少于0.005%，被称为微量元素。

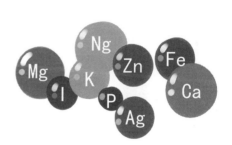

22．试管婴儿助孕患者容易缺乏的微量元素主要有哪些？

试管婴儿助孕患者最容易缺乏的矿物质主要有钙、铁、锌、碘、硒。

23．钙在人类生殖中有什么作用？

钙缺乏导致心烦意乱、精神紧张、疲劳，影响性生活。妊娠期妇女钙摄入不足，将影响胎儿骨骼和牙齿的发育，且母体骨钙被动用于满足胎儿需要，必将影响到母体健康。长期或严重缺钙时，不但会引起孕妇手足抽搐，增加妊娠期高血压疾病的发病率，而且会影响胎儿生长发育，甚至产生先天性佝偻病。

24. 正常人钙的摄入量应该是多少？

25～45 岁的成人每日摄入钙量应为 800～1 000mg，但孕期 3 个月以上的孕妇应增加含钙丰富的食物或适当补充钙剂，不仅有利于自身钙的贮存，而且有利于胎儿的生长，最佳摄入量是 1 200mg/d，缺钙患者建议在医师指导下进行补充，避免补钙过量。

25. 钙的丰富食物来源有哪些？

钙的丰富食物来源：牛奶、酸奶、奶酪、虾皮、海产品、芝麻、芝麻酱、大豆、豆制品。钙的良好食物来源：鸡蛋、绿叶蔬菜、硬果、食用菌藻类、鱼粉、鱼肉松等。

26. 补钙应该注意哪些问题？

试管婴儿助孕患者补钙应注意以下两点：其一，补钙的同时一定要注意补充维生素 D，因为体内维生素 D 的含量直接影响钙的吸收，所以要多晒太阳，增加维生素 D 的合成，对补钙有十分重要的意义；其二，草酸、植酸和钙结合形成不溶性钙，影响钙的吸收。

27. 铁在人类生长发育中有什么作用？

铁是人体重要的必需微量元素之一，是机体造血的主要成分，大部分铁存在于血红蛋白中，血红蛋白在体内参与氧的运转过程和电子传递、交换和组织呼吸过程，促进机体生长发育、新陈代谢，保持细胞的正常功能，维持机体的正常活动。

28. 铁对男性不育患者有什么作用?

铁是精子生成过程中的重要微量元素之一。铁缺乏可使精子生成减少，因此，缺铁也是男性不育症的原因之一。但铁过多对生育也是不利的，可使曲细精管固有膜中出现大量的铁粒沉着，影响睾丸的生精能力，使精子生成受到抑制，并使生殖器官发育不良、性功能紊乱、第二性征发育不良等，因此男性患者补铁要适度。

29. 试管婴儿助孕女性患者缺铁会诱发哪些问题?

试管婴儿助孕的女性患者要注意铁的摄入，因为女性患者妊娠后铁缺乏会导致低色素性贫血，使血红蛋白输氧性下降，引起母体和胎儿慢性缺氧，导致胎儿生长发育障碍和贫血，甚至危及胎儿生命安全。同时母体对胎儿的铁运输是单向性的，即使母体缺铁，铁仍然会被运往胎儿体内，如不及时补充，会导致随着孕周增加母体缺铁越来越严重，从而使孕妇分娩时发生宫缩乏力、胎盘早剥、胎儿窘迫、早产等情况。

30. 女性患者为什么容易缺铁?

女性患者每次月经来潮便会损失一定量的铁质。一般女性每次月经周期大约失血 30~50ml，失铁量约 15~25mg，由于人体具有代偿功能，能保持体内铁的相对平衡，所以一般女性并不会因为每月的月经发生贫血。但是部分女性患者，因为原发性病变而造成月经不规则，少时点点滴滴，月经淋漓不尽，多时如水冲，似血崩。大量的出血，会带走大量的铁质，久而久之，便发生了贫血。

31．铁每天的摄入量应该是多少？

中国营养学会建议 18 岁以上男性每天摄入铁 12mg，成年女性为每天 18mg。乳母、孕妇为每天 28mg。铁虽然是人体必需的微量元素，铁本身也不具有毒性，但当摄入过量或误服过量的铁制剂时也可能导致铁中毒，所以补铁、服用铁制剂时，一定要按医嘱严格掌握剂量，切不可过量，以防中毒。

32．铁的丰富食物来源有哪些？

铁（铁食品）的丰富食物来源有牛肾、鱼子酱、鸡内脏、可可粉、鱼粉、肝脏、土豆、精白米、黄豆粉、麦糠、麦胚和小麦黄豆混合粉。铁的良好食物来源有牛肉、红糖、蛤肉、干果、蛋黄、猪和羊肾脏。

33．锌在人类生殖中有什么作用？

锌对于维持人类性腺功能有重要作用，锌的缺乏可以造成人类性腺萎缩、性激素分泌不足，影响人类的生殖能力。

34．男性患者为什么要补锌？

精子的产生以及成熟所需要的微量元素主要以锌为主，它是保证精子质量的关键因素，锌的缺乏可以造成男性性腺萎缩、性激素分泌减少、精子数量降低，阳痿、早泄，甚至丧失生育能力。男性的睾丸、附睾、前列腺中锌的含量较为丰富，精浆中锌主要由前列腺分泌,大部分与蛋白质结合存在,参与正常的生殖功能。

35.试管婴儿助孕女性患者锌缺乏会诱发哪些问题?

女性促黄体生成激素、促卵泡刺激素、促性腺激素等内分泌激素的合成和代谢均与锌元素密切相关。女性缺锌可导致闭经、性交时阴道分泌物减少、影响性生活,进而导致不孕、胎儿发育异常,甚至流产,同时锌对胎儿的生长发育起着至关重要的作用,锌缺乏可引起核糖核酸(ribose nucleic acid,RNA)、脱氧核糖核酸(deoxyribonucleic acid,DNA)及蛋白质合成障碍,细胞分裂减少,导致胎儿生长发育迟缓,甚至停滞。锌缺乏还会引起胎儿性器官、性功能发育障碍。此外,锌对促进机体免疫功能非常重要,孕妇缺锌除影响胎儿生长发育外,还直接影响自身免疫功能。因此,试管婴儿助孕的女性患者应保证足够含锌食物的摄入。

36.锌每天的摄入量应该是多少?

中国营养学会推荐男性每日膳食中锌的摄入量为15mg,女性摄入量为11.5mg,孕妇(孕妇食品)和哺乳期女性均每天需增加5mg。

37.含锌丰富的食物来源有哪些?

锌的丰富来源有面筋、米花糖、芝麻南糖、口蘑、牛肉、肝、调味品(调味品食品)和小麦麸。良好来源有蛋黄粉、西瓜子、干贝、花茶、虾、花生酱、花生、猪肉和禽肉。一般来源有鱿鱼、豌豆黄、海米、香菇(香菇食品)、银耳、黑米、绿茶、红茶、牛舌头、猪肝、牛肝、豆类、金针菇、蛋、鱼、香肠和全谷制品(如小麦、大麦和燕麦等）。微量来源有海参、枣、黄鳝、木耳、大葱、酸梅晶、玉米粉、麦乳精、动物脂肪、植物油（油食品）、水果（水果食品）、蔬菜（蔬菜食品）、奶和糖。

38．硒元素在人类生殖中有什么作用?

硒是人体必需的微量元素，在体内有着重要的生理功能。它是机体内某些重要酶的组成部分，硒对于调节机体免疫功能，维持人类性腺功能具有重要作用，硒缺乏会导致性腺功能减退和男性不育。

39．男性患者为什么要补硒?

精浆中硒浓度与精子密度及活动程度呈正相关。硒与精浆中谷胱甘肽过氧化物酶的活性有关，可能是精子线粒体外膜硒蛋白的成分之一，影响精子的活动度。另外，硒还是镉、铅、铜等多种有毒元素的拮抗剂。因此，男性患者应适当补充硒元素，对调整精子活动的内环境、提高精子质量具有重要意义。

40．硒每天的摄入量应该是多少?

中国营养学会推荐成年人每日硒的摄入量为 50μg。

41．含硒丰富的食物来源有哪些?

食物中硒的含量受各地土壤含硒量的影响很大。因此，缺硒地区和富硒地区食物含硒量有很大差异，了解食物中含硒量时应注意其产地。硒的丰富来源有芝麻、动物内脏、大蒜（大蒜食品）、蘑菇、海米、鲜贝、淡菜、金针菇、海参、鱿鱼、苋菜、鱼粉、黄油（油食品）、啤酒酵母、小麦胚和龙虾。良好来源有海蟹、干贝、带鱼、松花鱼、黄鱼、羊油、豆油、猪肾脏、全小麦粒（粉）、螃蟹、猪肉和羊肉。一般来源有小茴香、冬菇、桃酥、红萝卜、全燕麦粉、啤酒、大米、橘汁和全脂牛奶。微量来源有玉米、小米、核桃、奶油蛋糕、油饼、水果（水果食品）和糖。

42．碘元素在人类生殖中有什么作用？

碘是维持人体正常运转的重要微量元素，主导人体生长发育的甲状腺素必须依赖碘参与合成。

43．男性碘摄入不足会诱发哪些问题？

男性缺碘可导致性功能衰退、性欲降低、精液质量下降。

44．试管婴儿助孕女性患者碘摄入不足会诱发哪些问题？

试管婴儿助孕女性患者缺碘可导致妊娠甲状腺肿、低甲状腺素血症、甲状腺功能减低等。孕期缺碘最严重的后果是对胎儿、新生儿、婴儿造成危害，导致新生儿智力缺陷、生长迟缓，新生儿甲状腺功能减退，新生儿高促甲状腺素血症，早期和晚期流产率增加，围产期婴儿死亡率增高。

45．碘每天的摄入量应该是多少？

中国营养学会推荐成年人每日碘的摄入量为150mg，孕妇（孕妇食品）增至175mg，哺乳期女性增至200mg。

46．含碘丰富的食物来源有哪些?

碘的主要食物来源有海带、紫菜、海鱼、海虾等海产品及碘盐。

47．什么是维生素?

维生素是一种低分子有机化合物，是机体维持正常代谢和功能的营养素之一，分为脂溶性维生素与水溶性维生素两类。

48．试管婴儿助孕患者如何保证机体维生素供应充足?

大多数维生素都可以从食物中获得，少数可在体内合成或由肠道细菌产生。一般情况下，成年人每天膳食 250g 以上的谷物、125g 以上的肉鱼蛋、300g 以上的蔬菜和 200g 以上的水果，就可以基本保证人体所需的各种维生素。

49．常见的维生素有哪些?

脂溶性维生素包括维生素 A、维生素 D、维生素 E、维生素 K 四种，在食物中与脂类共同存在；水溶性维生素包括 B 族维生素（B_1、B_2、B_6、B_{12}、PP 等）、维生素 C。

50．男性维生素 A 摄入不足会诱发哪些问题?

男性缺乏维生素 A 会抑制精子的产生，造成生殖能力明显降低。

51．试管婴儿助孕女性患者维生素 A 摄入不足会诱发哪些问题？

试管婴儿助孕女性患者缺乏维生素 A 会导致流产。

52．试管婴儿助孕女性患者能不能过多摄入维生素 A？

不能，试管婴儿助孕患者若维生素 A 摄入过量会导致中毒，甚至导致胎儿发育畸形。

53．维生素 A 摄入过多会出现什么症状？

摄入过多的维生素 A 会引起中毒，表现为头晕、头痛、厌食、腹泻、感觉过敏、皮肤粗糙、面部或全身发生鳞状脱皮、毛发脱落、肝大、肌肉僵硬等症状。

54．发生维生素 A 中毒应该怎么办？

如果发生维生素 A 中毒，应停用维生素 A，症状会很快消失。

55．维生素 A 的主要食物来源有哪些？

维生素 A 的主要来源是动物性食物，例如动物的肝脏、蛋黄、牛奶、奶油、鱼肝油等。胡萝卜素在体内可以转变成维生素 A，胡萝卜素的最主要来源是有色蔬菜和部分水果，如油菜、荠菜、雪里蕻、胡萝卜、番茄、豌豆苗、金针菇等。

56. 维生素 D 在人类生殖中有什么作用?

维生素 D 促进身体吸收和利用钙、磷来构成健全的骨骼和牙齿，维生素 D 缺乏的孕妇和乳母易患骨软化症或骨质疏松症。

57. 正常成年人需要额外补充维生素 D 吗?

不需要，成年人只要经常接触太阳光，在保证日常膳食的条件下是不会缺乏维生素 D 的。

58. 维生素 D 的主要食物来源是什么?

维生素 D 含量最丰富的食物主要有鱼肝油、动物肝脏和蛋黄。

59. 维生素 E 在人类生殖中有什么作用?

维生素 E 又叫生育酚，属于脂溶性维生素。维生素 E 对于维持机体正常的生育功能和促进胚胎发育具有重要作用，临床上常用维生素 E 来防治习惯性流产。

60. 卵巢功能不良的女性为什么要补充维生素 E?

维生素 E 可以促进性激素分泌，使女性卵巢卵泡数量增多，黄体细胞增大，增强孕酮的作用，对防治不孕症发挥很好的作用。

61. 补充维生素 E 的最佳方法是什么? 机体摄入量应该是多少?

补充维生素 E 最好的方法是从食物中摄取，但是维生素 E 在人体中的吸收率并不高，需要用维生素 E 制剂来进行补充，每日补充维生素 E 10～20mg 可基本满足机体的需要，否则容易产生副作用，建议在医生指导下使用维生素 E 制剂。

62．维生素 E 良好的食物来源有哪些？

维生素 E 最丰富的食物来源是麦胚，谷胚、蛋黄、豆类、硬果、绿叶蔬菜中也有一定的含量。

63．什么样的人容易缺乏维生素 B_1？

单纯食用精白米的人群可见维生素 B_1 缺乏，其他人群少见。

64．孕母缺乏维生素 B_1 容易诱发什么疾病？

孕期缺乏维生素 B_1，母体一般无明显表现，但胎儿易患先天性脚气病。

65．维生素 B_1 的良好食物来源有哪些？

谷类、豆类和硬果类是维生素 B_1 的良好食物来源。谷类的维生素 B_1 主要存在于谷皮和谷胚内，因而吃粗制的糙米和带麸皮的面粉能摄入较多的维生素 B_1。瘦猪肉与动物肝脏也是维生素 B_1 的良好来源。

66．试管婴儿助孕患者为什么需要补充维生素 B_2？

维生素 B_2 又称核黄素，是机体内许多重要辅酶的组成成分，对于促进机体代谢及生长发育具有重要作用。充足的维生素 B_2 对于孕妇吸收铁剂、提高机体免疫力具有重要作用，因此试管婴儿助孕患者应该有意识地补充适量的维生素 B_2。

67．维生素 B_2 的良好食物来源有哪些？

动物性食物是维生素 B_2 的主要食物来源，尤以内脏、蛋类、奶类等含量丰富，其次是豆类和新鲜蔬菜，而啤酒是唯一含核黄素较多的饮料。

68．试管婴儿助孕患者为什么需要补充维生素 B_6？

维生素 B_6 是很多酶系统的辅酶，主要参与蛋白质代谢，同时也参与部分碳水化合物和脂肪的代谢，对于人类能量代谢具有重要意义；维生素 B_6 缺乏可造成人体糖类物质不耐受，与孕妇妊娠剧吐有关。

69．维生素 B_6 的正常需要量是多少？

正常人每日的维生素 B_6 摄取量为 1.6～2mg，如果摄入不足，会影响人体对蛋白质、糖、脂肪等营养素的吸收，引发神经系统、血液系统的疾病。

70．维生素 B_6 的良好食物来源有哪些？

维生素 B_6 主要存在于谷类及其外皮、豆类、蛋黄、肉类及酵母中。肠道细菌也能合成维生素 B_6。

71．补充维生素 B_6 为什么可以减轻妊娠反应？

维生素 B_6 参与女性体内能量及激素的代谢，对治疗妊娠剧吐有很好的效果。如果孕妇维生素 B_6 摄入不足，会加剧妊娠呕吐，造成机体缺水与饥饿，导致胚胎早期发育停滞。但孕妇不应过多、过久地服用维生素 B_6，母体过多食用维生素 B_6，胎儿容易产生对维生素的依赖。新生儿出生后，容易出现易兴奋、哭闹不止、反复惊厥、眼球震颤等异常表现，甚至造成体重不增加、智力低下等，所以要在医生的指导下适量服用维生素 B_6，这样对母体和胎儿都有益处。

72. 试管婴儿助孕患者如何正确补充叶酸？

叶酸又称为维生素 B_9，在氨基酸代谢及核酸合成中起关键作用。孕期缺乏叶酸，会导致自身核酸合成受阻，导致巨幼红细胞贫血；叶酸缺乏可引起胎儿神经管畸形、胎盘早剥、低出生体重儿，因此备孕患者要及时补充叶酸。叶酸广泛存在于动物肝、肾及酵母和绿叶蔬菜中，人体肠道细菌也能合成部分叶酸。因为胎儿神经管形成发生在妊娠 28 天内，因此叶酸的补充应从孕前 1 个月至孕后 3 个月，以预防胎儿神经管畸形。但要注意适量补充叶酸，叶酸服用过量会掩盖维生素缺乏的早期临床表现，容易引发神经系统损害。此外，叶酸服用过量会诱发一系列胃肠道反应。所以在补充叶酸时要注意避免服用合成叶酸，避免服用剂量过大、时间过长。

73. 试管婴儿助孕患者为什么要补充维生素 B_{12}？

维生素 B_{12} 一般以辅酶形式参加人体内生化反应，与叶酸一起参与蛋氨酸代谢。维生素 B_{12} 缺乏会导致巨幼红细胞贫血、胎儿神经系统受损、胎死宫内和抑制母体的免疫反应。

74. 维生素 B$_{12}$ 的良好食物来源有哪些？

维生素 B$_{12}$ 主要来源于动物的肝、肾、肉类，其次为鱼、贝、蟹类、蛋类及干酪。

75. 试管婴儿助孕患者为什么要补充维生素 C？

维生素 C 又称抗坏血酸，对胎儿骨骼、牙齿的发育，造血系统功能和机体抵抗力都有促进作用。妊娠期间若孕妇缺乏维生素 C，易患贫血、出血，甚至发生早产、流产和新生儿出血。

76. 维生素 C 的良好食物来源有哪些？

维生素 C 广泛存在于新鲜的蔬菜和水果中，尤以猕猴桃和刺梨等维生素 C 含量高。

77. 男性不育患者需要补充维生素 C 吗？

维生素 C 具有较好的抗氧化作用，适当补充维生素 C 可减少过氧化物对精子的损伤，因此男性患者在助孕治疗过程中要多吃新鲜的水果和蔬菜。

78. 哪些食物可以改善精液质量？

食补是一种好办法，无害而且方便。例如富含锌、硒等微量元素的食物，它们有助于提高精子活力以及受精等生殖生理活动的能力。含锌丰富的食物有：贝壳类海产品、动物内脏、谷类胚芽、芝麻、虾等。含硒丰富的食物有：海带、墨鱼、虾、紫菜等。

其次，一些维生素含量高的食物对提高精子的成活质量有很大的帮助。例如维生素 E 有延缓衰老、减慢性功能衰退的作用，对精子的生成、提高精子的活性具有良好效果。

蛋白质是细胞的重要组成部分，也是精子生成的重要原材料，合理补充富含优质蛋白质的食物，有益于协调男性内分泌以及提高精子的数量和质量。富含优质蛋白质的食物有：深海鱼虾、牡蛎、大豆、瘦肉、鸡蛋等。

当然，脂肪中含有精子生成所需的必需脂肪酸，如果缺乏，会影响精子的生成，还可能引起性欲下降。男性可多选择食用鱼类、禽类食物，尤其是深海鱼，深海鱼中所含有的必需脂肪酸有益于男性生殖健康。

精氨酸是精子形成的必要成分，精氨酸含量较高的食物为鱼类，其次是山药、银杏、冻豆腐、豆腐皮。精子数量少的男性多食此类富含精氨酸的食物，有利于精子数量增加，从而促进生殖功能。

根据中医肾藏精的理论，肾气足生育力就强，可以食补摄入补肾益精的食物，如山药、鳝鱼、银杏、海参、冻豆腐、豆腐皮、花生、核桃、芝麻等。

最后，需要强调的是，应该避免食用含有亚硝酸盐类、防腐剂或色素的食品，以免导致精子数量和质量下降，也应避免食用过期食品、隔夜食物、含添加剂的加工食品等。

（赵金珠　殷丽学）

第二节 营养与试管婴儿

1. 试管婴儿助孕患者的饮食应注意哪些方面？

试管婴儿助孕治疗的患者不同于一般意义上的患者，应该属于"健康人"。不要突然改变饮食习惯和饮食结构，更不需要大养大补。注意以下方面就可以了：

（1）通过合理饮食实现标准体重：试管婴儿助孕的女性首先要实现标准体重。标准体重的计算方法是用身高（以厘米为单位）减110，所得的差即为标准体重（以千克为单位），体重超常，如偏瘦或偏胖，都会使怀孕的机会大大降低。所以，体重超常的女性需要在试管婴儿助孕前开始有计划地通过合理饮食和进行适量的体育锻炼达到或接近标准体重。

（2）保证热能的充足供给：最好在每天供给正常成人需要的2 200千卡的基础上，再加上400千卡，以供给性生活的消耗，同时为受孕储备一部分能量，这样才能为受孕和优生创造必要条件。

（3）多吃含有优质蛋白的食物：每天保证摄取足够的优质蛋白质，以保证受精卵的正常发育。

（4）保证脂肪的供给：脂肪是机体热能的主要来源，其所含必需脂肪酸是构成机体细胞组织不可缺少的物质，增加优质脂肪的摄入对怀孕有益。

（5）保证充足的无机盐和微量元素：钙、铁、锌、铜等是构成骨骼、制造血液、提高智力的重要营养物质，可以维持体内代谢的平衡。

（6）保证供给适量的维生素：维生素有助于卵子的发育与成长，但是过量的维生素也会影响身体的健康，因此建议多从食物中摄取维生素，多吃新鲜的瓜果蔬菜，慎重补充维生素制剂。

2．正常试管婴儿助孕患者饮食应注意什么？

试管婴儿助孕患者，如无特殊，日常生活中注意要多吃水果、蔬菜，补充叶酸，适当补充蛋白质。可选的食物主要有：①蔬菜：苋菜、菠菜、生菜、芦笋、小白菜、胡萝卜、花菜、西红柿、龙须菜；②肉类：动物肝脏、禽蛋、鱼类；③水果：菠萝、苹果、桃、杏、葡萄、提子；④海产品：海带、墨鱼、牡蛎、深海鱼虾等；⑤其他：豆制品、牛奶。除此之外，少吃辛辣刺激、腌制、烧烤类食物。

对于男性患者来说，在整个试管婴儿治疗期间都需要合理补充富含矿物质和维生素的食物，同时增加蛋白质的摄入。常见的含锌丰富的食物有贝壳类海产品、动物内脏、谷类胚芽、芝麻、虾等；含硒丰富的食物有海带、墨鱼、虾、紫菜等；富含维生素A和维生素E的食物为水果、蔬菜；富含优质蛋白质的食物有深海鱼虾、牡蛎、大豆、瘦肉、鸡蛋等。

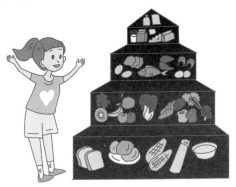

3. 多囊卵巢综合征患者饮食应该注意什么?

多囊卵巢综合征患者饮食原则:

（1）多囊卵巢综合征患者应尽量少吃含有饱和脂肪酸与氢化脂肪酸的食品，如肥肉、各种家禽、猪肉、牛肉、人工奶油及油炸食物等。鱼肉、蛋白、豆、坚果是比较好的蛋白来源食物，可以适当食用。

（2）多囊卵巢综合征患者饮食应选择低血糖指数的食物、低血糖的碳水化合物，尽量避免使血糖增长速度过快，如杂粮、面包、水果等。

（3）多囊卵巢综合征患者应避免摄入高碳水化合物的食物，尽量将蛋白质、脂肪、蔬果纤维等一起食用；若过于肥胖，需要减重，同时检测性激素、血糖、血脂等，参考检测结果调整饮食结构。

4. 试管婴儿助孕的肥胖患者饮食应注意什么?

（1）应根据个人的具体情况，按照肥胖症营养配餐方案计算每日总热量和蛋白质、脂肪、糖类、矿物质、维生素的摄取量。

（2）广泛摄取不同种类的食物，不偏食，不可采取禁食某一种食物的减肥方法，例如不吃蔬菜、水果、粮食，只吃肉类的办法。

（3）绝对不要因为贪嘴而停止减重计划。

（4）尽量食用新鲜水果、蔬菜，因其富含纤维素，既可增加饱腹感，又可防止便秘。

（5）饮食口味不可太咸，以免体内水分滞留过多。

（6）烹调方法以蒸、煮、烤、炖等少油为宜。炒菜用的油量，按照减重计划中规定的量计算，不宜吃油炸食物及喝肉汤。

（7）增加饮食中纤维素含量，例如多选用糙米、胚芽米、麸皮面包及纤维素多的蔬菜、水果。

（8）用餐采用分食方法较好，以便正确控制分量。

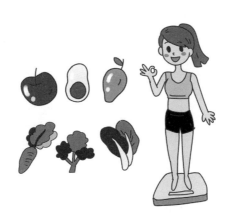

5．高龄患者饮食应注意什么？

试管婴儿助孕高龄患者一定要注意合理饮食，体重过重者应控制热量、脂肪的摄入，平衡膳食营养，体重过轻者应该保证每天的热量及各种营养元素的摄入，做到不偏食、不挑食。多食用新鲜水果、蔬菜，多吃鱼类、鸡蛋、豆制品、牛肉等富含蛋白质的食物，坚持营养均衡，有目的地调整饮食结构，养成健康的饮食习惯。

6．降调节期间应该怎样饮食？

试管婴儿降调节患者饮食一般无特殊要求，注意少食用油煎、刺激性食物，补充水果、蔬菜，多喝水，进行户外运动，增加机体抵抗力。

7．促排卵期间应该怎样饮食？

促排卵期间，在保持原有饮食习惯和饮食结构的基础上，需要注意以下几方面：①选择易消化的食物，避免便秘；②注意饮食卫生，避免腹泻；③禁吃易引起过敏的食物；④少食多餐；⑤多吃新鲜水果与蔬菜。

8．试管婴儿助孕患者都需要高蛋白饮食吗？

并不是所有患者都需要高蛋白饮食，对于敏感体质（曾经发生过卵巢过度刺激综合征的患者）、耐受性较差、年轻（年龄<35 岁）、体型偏瘦（低体重）、BMI<18kg/m^2 的患者一般采用高蛋白饮食。

9．什么是高蛋白饮食？

高蛋白饮食需要提高蛋白质的供给量，每日蛋白质供给量达到1.5～2g/kg，总量为 100～140g，其中优质蛋白质应占 2/3 以上。

10．常见的高蛋白食物有哪些？

高蛋白食物，一类是奶、畜肉、禽肉、蛋类、鱼、虾等动物蛋白；另一类是黄豆、黑豆等豆类，芝麻、瓜子、核桃、杏仁、松子等干果类的植物蛋白。由于动物蛋白质所含氨基酸的种类和比例较符合人体需要，所以动物性蛋白质比植物性蛋白质营养价值高。

表2 每100g食物中所含蛋白质含量

食物名称	每100g中含有的蛋白质（g）	食物名称	每100g中含有的蛋白质（g）
海参（干）	76.5	猪肉（瘦）	16.7
豆腐皮	50.5	鲢鱼	17.0
黄豆	36.3	羊肉（瘦）	17.3
蚕豆	28.2	鸡肝	18.2
猪皮	26.4	猪血	18.9
花生	26.2	猪心	19.1
鸡肉	23.3	牛肉（瘦）	20.3
猪肝	21.3	兔肉	21.2
鸡蛋	14.7	莲子	16.6
龙虾	16.4	核桃	15.4
燕麦	15.6	猪肾	15.5
鸭肉	16.5	螺旋藻	65

11．常见的高蛋白饮食搭配有哪些？

（1）鱼＋豆腐：

1）作用：味鲜，补钙，可预防多种骨病，如儿童佝偻病、骨质疏松症等。

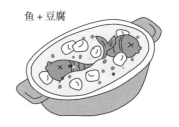

鱼＋豆腐

2）原因：豆腐含大量钙质，若单吃，其吸收率较低，但与富含维生素D的鱼肉一起吃，对钙的吸收与利用能起更佳的效果。

（2）**羊肉＋生姜：**

1）作用：冬季补虚佳品，可治腰背冷痛、四肢风湿疼痛等。

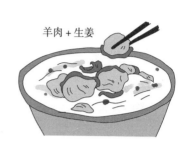

羊肉＋生姜

2）原因：羊肉可补气血和温肾阳，生姜有止痛祛风湿等作用。两者同食，生姜既能去腥膻，又有助于羊肉温阳祛寒。

（3）**鸡肉＋栗子：**

1）作用：补血养身，适于贫血患者。

2）原因：鸡肉为造血疗虚之品，栗子重在健脾。栗子烧鸡不仅味道鲜美，造血功能更强，尤以老母鸡烧栗子效果更佳。

（4）**鸡蛋＋百合：**

1）作用：滋阴润燥，清心安神。

2）原因：百合能清痰火，补虚损，而蛋黄能除烦热，补阴血，两者同食可以更好地清心补阴。

（5）**豆腐＋萝卜：**

1）作用：有利于消化。

2）原因：豆腐富含植物蛋白，脾胃虚弱的人多食会引起消化不良，萝卜有很强的助消化能力，两者同煮可使豆腐营养被大量吸收。

（6）**瘦肉＋大蒜：**

1）作用：促进血液循环，消除身体疲劳，增强体质。

2）原因：瘦肉中含有维生素 B_1，与大蒜的蒜素结合，不仅可以使维生素 B_1 的析出量提高，延长维生素 B_1 在人体内的停留时间，还能促进血液循环以及尽快消除身体疲劳。

12．取卵和胚胎移植后应该怎样饮食？

对于取卵和胚胎移植后的患者，饮食原则与促排卵期间相同，由于孕酮（黄体酮）类药物的使用可使肠道肌肉松弛，肠蠕动减慢，加之患者运动量减少，容易造成便秘。为了减轻便秘症状，患者应多吃富含纤维的蔬菜、水果，少食用辛辣刺激性食物。对于取卵多、容易发生 OHSS 的患者应强调高蛋白饮食。

13．试管婴儿助孕怀孕后的饮食与正常孕妇饮食有什么不同？

试管婴儿助孕成功的孕妇与自然受孕孕妇没有什么不同，营养饮食参照正常孕妇的标准就可以了。

14．超长方案患者为什么要适量补钙？

超长方案患者因为 GnRH-a 的长期作用，造成患者体内雌激素水平过低，雌激素是调节女性机体的重要物质，只有在雌激素的作用下，机体才能激活成骨细胞，促进骨小梁合成，抑制破骨细胞活性，抑制骨小梁分解，有了骨小梁，钙才能沉积在骨骼上，骨钙才不会丢失，因此 GnRH-a 超长方案降调患者应当适量补钙。

15．高龄试管婴儿助孕患者为什么要补充维生素 C？

年龄的增加会使卵子内氧自由基等过氧化物积聚，从而破坏卵子的第一次减数分裂，引起卵母细胞染色体非整倍体增加，降低卵子的受精能力及其胚胎的发育潜力，维生素 C 具有较好的抗氧化作用，对于高龄试管婴儿助孕患者适当补充维生素 C，有助于改善卵子质量。

（赵金珠　殷丽学）

第七章　不孕不育与心理

1．不孕女性患者常见的不良情绪有哪些？

女性一旦被确诊不孕症之后，立刻出现一种叫作"不孕危机"的情绪状态。研究者将不孕女性的心理反应描述为：震惊、否认、愤怒、内疚、孤独、悲伤和解脱。

（1）震惊：因为生育能力被认为是女性的天然能力，所以对不孕症诊断的第一反应是震惊，尤其是以前使用过避孕措施的女性，认为这不可能发生在自己身上。

（2）否认：是不孕女性经常出现的一种心理反应，如果否认情绪状况时间持续过久，将会影响到女性的心理健康，因此应尽量缩短此期的反应。

（3）愤怒：在得到客观检查结果或可疑的临床和实验结果时，愤怒可能直接向配偶发泄。尤其是在经历过一连串的不孕症检查，而未发现异常的诊断结果之后常出现这种心理反应。

（4）内疚和孤独：是缺少社会支持者常常出现的一种心理反应。有时内疚感也可能来源于既往的婚前性行为、婚外性行为、使用避孕措施或流产的经历。为了不让自己陷入不孕的痛苦的心理状态中，不孕女性往往不再和有孩子的朋友、亲戚交往，比男性更多地一个人忍受内疚和孤独。在这样的状态下，不孕症患者往往不愿参加社交，甚至自我封闭，情感不外露，长此以往情感不能宣泄，心理失衡，会感到苦闷、孤独。这种心理也可能导致夫妇缺乏交流，降低性生活的快乐，造成婚姻的压力和紧张。

（5）悲伤：是确诊不孕症之后女性常见的一种明显的心理反应，悲伤源于生育能力的丧失。

（6）解脱：解脱并不代表对不孕的接受，而表现为在检查和治疗过程当中反复忙碌以求结果的行为。此阶段同时会出现一些负性的心理状态，如挫败、愤怒、紧张、疲劳、强迫行为、焦虑、恐惧、抑郁、失望和绝望。

（7）焦虑：久婚不孕，让女性常常怀疑自己的生育能力，而对于"性"，难以与亲朋好友进行比较深入的探讨，有些女性怀疑配偶患病，互不信任，造成感情危机。

（8）抑郁：每对不孕症夫妇都有或多或少的抑郁或失望感，并可以逐渐发展为严重的情绪障碍。在不孕症的治疗过程中，始终摆脱不了每次月经周期的紧张和侥幸心理，担忧该周期排卵是否正常、能否受精怀孕，在月经中后期产生强烈的期待心理，一旦月经来潮又感到失望和懊恼。周而复始，月复一月造成严重恶性循环，再加上精神、心理、经济负担等压力进而可能诱发严重的精神衰弱症状（如睡眠障碍、胃肠道功能紊乱等）。

2．不育男性患者常见的不良情绪有哪些？

在不孕不育的病因中，男性因素约占 50%，男性不育的病因复杂，治疗效果远未达到人们所期望的程度。当临床治疗无效时会进一步加重不孕夫妇的失望情绪。男性在接受检查过程中同样背负沉重的心理负担，反复的精液检查明显增加男性的焦虑感。在不孕症治疗中为了提高妊娠率，医生会要求不孕夫妇性生活有计划性，甚至禁欲，可能导致在排卵期的性生活时精神紧张，甚至性生活功能紊乱。

3．心情会影响精液的质量吗?

不孕不育的原因有很多，除了因组织器官的功能发生变化等生理原因外，有些不孕不育无法解释，这些原因中可能包括过于负面的情绪和心理压力。随着生活节奏的加快，个人追求的提高，工作任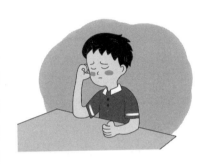务日益繁重，心理和生理需求的增加，以及各方面的挫败感都成了人们压力的来源，造成心理负面情绪扩大。过度的心理压力和负面情绪则会导致体内稳态被破坏，使身体的新陈代谢、血管功能、组织修复能力、免疫功能及神经系统受到损伤，男性宝贵的睾丸生精系统同样会受到打击，导致精液质量下降。因此，男性朋友在日常工作及生活中，应保持积极向上的心态，听音乐、看电影都是非常好的舒缓心情的方式。

4．不良情绪会引起女性体内激素发生怎样的变化?

女性的月经周期受下丘脑－垂体－卵巢轴的调节，下丘脑与中枢神经系统紧密联系，接受外源性的刺激，影响下丘脑－垂体－卵巢轴的功能。该调节系统中的任何一个环节发生异常，都会影响卵巢的功能，导致月经紊乱、排卵障碍等。精神因素如情绪波动、紧张，环境或外周温度的变化，均可引起中枢神经系统与下丘脑－垂体间的功能失调，使促性腺激素的分泌受到影响，卵泡成熟和排卵功能发生障碍从而引起月经紊乱，甚至闭经或不能正常受孕。

5. 女性情绪波动与月经异常相关吗？

心理因素对月经的影响很大。由心理因素引起的月经失调、不孕，其治疗主要是以心理治疗为主，适当配合药物治疗。单靠药物治疗，不消除引起月经不调的消极心理因素是很难奏效的。因此，在日常生活中要保持心情愉快，尽量避免不良情绪的影响；当环境发生变化时，要尽快适应新的环境。当情绪恢复正常或适应新环境时，月经可以恢复正常，机体内分泌恢复正常后有可能顺利妊娠。

6. 长期焦虑、抑郁会导致不孕不育吗？

研究显示，长期焦虑、抑郁通过干扰下丘脑－垂体－性腺轴而影响女性生育能力。精神过度紧张、长期焦虑常常导致泌乳素、多巴胺、内啡肽等神经递质的释放增加，这些物质会抑制 GnRH 的分泌，从而引起女性生殖内分泌功能紊乱、排卵障碍或不排卵，甚至发展为不孕症。不孕不育会导致精神情绪的变化，反过来精神情绪的变化也会影响怀孕。

7. 如何缓解医院就诊造成的精神压力呢？

患者在不孕症的治疗过程中应与医生建立密切的医患关系，应客观地认识不孕症治疗的特殊性，辅助生殖技术并不是直接治疗疾病本身，而是改善和提高不孕不育夫妇的生育能力。对于助孕治疗的局限性、长期性及结局的不确定性，夫妇双方需做好充分的心理准备和客观的认识。

另外，鼓励夫妻同治，研究表明当夫妇双方同时就诊时，患者的压力和焦虑会减轻，并能与医生一起讨论疾病的发生、发展和治疗计划，共同分担治疗可能造成的压力，使夫妇双方精神和情绪保持稳定。

8．如何迎来愉快的心情？

不孕不育夫妇在心理治疗上，需做到以下几点：①正确面对现实，勿被流言困扰；②与病友相互交流感受；③积极参加一些有意义的社会活动；④尽量避免一个人在家；⑤多找一些知心朋友谈心，把心事吐露给好友，打开心结；⑥把主要精力放在学习和工作上，消除紧张情绪，分散注意力。

9．心理辅导对治疗不孕不育有益处吗？

心理因素和身体各个器官的活动联系紧密，心理因素对于不孕症的转归至关重要，影响着不孕夫妇对疾病诊断和治疗过程的反应和配合。

心理因素的影响始终伴随着不孕症的治疗，精神压力与不孕症的检查和治疗次数呈明显的正相关，心理因素已经是公认的导致不孕不育的因素之一。对于不孕不育患者这一类特殊的群体更需要进行心理疏导。通过心理疏导帮助患者正视疾病的病因、症状、治疗、护理以及预后等，使患者消除思想顾虑，用积极的心态配合治疗，取得成功。

（梁兰兰　常亚丽）

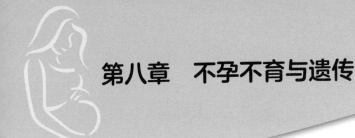

第八章　不孕不育与遗传

　　遗传是指经由基因的传递，使后代获得亲代的特征，亲子之间以及子代个体之间性状存在相似性，表明性状可以从亲代传递给子代，这种现象称为遗传。但在遗传学上，遗传是指遗传物质从上代传给后代的现象，目前已知地球上现存的生命主要是以 DNA 作为遗传物质。遗传对于优生优育是非常重要的因素之一，除了遗传之外，决定生物特征的因素还有环境以及环境与遗传的交互作用。

　　遗传病是指生殖细胞或受精卵的遗传物质发生了改变所导致的疾病。遗传病包括染色体病、单基因病、多基因病、线粒体遗传病等。

　　与非遗传性疾病不同，遗传病具有以下 5 个主要特点：①遗传性：患者携带的致病基因将会通过后代的繁衍而继续遗传下去。②家族性：患者携带的致病基因将会通过婚配在家族内遗传。③先天性：不论发病早晚，基因在精卵结合时就已经决定，所以说遗传病都具有先天性。④终生性：多数遗传病都很难治愈，具有终生性的特点。目前虽然可以采用一些措施改善某些遗传病患者的临床症状或防止发病（如蚕豆病患者不接触蚕豆花粉，不吃蚕豆，也不服用有关药物，就可避免发病），但现有技术还无法使异常的染色体或基因恢复正常，所以，有害基因将在患者体内终生存在。⑤发病率高：由于医学的发展，由环境因素引起的传染病、感染性疾病和流行病在人群中的发病率逐渐降低，相比之下，遗传病的发病率则在逐渐升高。

第一节 出生缺陷

1. 什么是出生缺陷？

出生缺陷是指婴儿出生前已经存在，出生时或生后数年内可以发现的身体结构、功能或代谢异常。出生缺陷可由染色体畸变、基因突变等异常因素或环境因素引起，也可由遗传因素和环境因素交互作用或其他不明原因所致。

2. 出生缺陷的病因有哪些？

造成出生缺陷发生有三大常见的原因：①遗传因素：由于精子或卵子发生了异常而导致，或通过带有异常基因的父亲或母亲传递而来。②环境因素包括：物理因素，如高温、高热、放射线等；化学因素，如药物、农药、化肥等；生物因素，如病原体（细菌、病毒）感染等；不良生活习惯，如抽烟、酗酒、吸毒等。③遗传因素＋环境因素：有的病是有遗传因素作背景，加上环境因素的影响，就会发病，如蚕豆病（一种溶血性疾病），有遗传因素存在，吃蚕豆就可能发病，如果不吃蚕豆，就可能不发病。

3. 什么是出生缺陷干预？

就是通过在孕前、孕后采取一系列的措施，阻止、减少出生缺陷的发生；或在孕期及时发现有严重出生缺陷的胎儿，阻止其出生；或在出生后及时发现胎儿患有的出生缺陷，采取有针对性的治疗措施，防止患儿发病或减轻症状。

（许晓娟　沈豪飞）

第二节　染色体病

1. 什么是染色体？

染色体位于细胞核中呈线状结构，是遗传信息的载体，在细胞发生有丝分裂时期容易被碱性染料（例如龙胆紫和醋酸洋红）着色，因此而得名。染色质和染色体是同一种物质的不同存在形式，染色质是指间期细胞核内遗传物质存在的形式；染色体是细胞分裂时遗传物质存在的特定形式，是间期细胞染色质多级螺旋折叠的结果。

2. 人类正常有多少条染色体？

人类体细胞为二倍体，即 2n，含有 23 对共 46 条染色体，其中前 22 对为常染色体，第 23 对为性染色体，可决定性别。正常男性的染色体核型为 44 条常染色体加 2 条性染色体 X 和 Y，检查报告中常用 46，XY 来表示。正常女性的常染色体与男性相同，性染色体为 2 条 X 染色体，常用 46，XX 表示。

3. 为什么要进行染色体检查？

染色体检查是检测染色体的数目或结构有无异常。染色体检查可以查出染色体片段易位、倒位、缺失、重复等染色体结构性异常，以及非整倍体等染色体数目异常。先天性的染色体结构或数目异常均可能导致反复流产、不孕不育或相应的遗传病、代谢病，查清染色体的异常情况可以有针对性地制订应对方案。备孕夫妻如果有原发或继发不育不孕、反复流产史、胎儿畸形史或者有遗传病家族史，就可以通过染色体检查查找原因、预测生育染色体病后代的风险、及早发现遗传疾病及本人是否有影响生育的染色体异常情况，以采取积极有效的干预措施。

4. 什么是染色体畸变？

染色体数目或结构异常称为染色体畸变，是引起染色体病的原因。

5. 哪些因素可能导致染色体畸变？

辐射、化学药物、病毒等可引起染色体的断裂，形成各种结构异常的染色体。畸变发生在体细胞可引起相应的疾病，如肿瘤；畸变发生在生殖细胞可引起流产、死胎、胎儿畸形等。

6. 什么是染色体病？

由于染色体的数目或结构异常而造成机体结构及功能异常的疾病叫染色体病。

7. 染色体病如何诊断？又是如何分类的？

染色体病的诊断主要是进行染色体检查。染色体检查最常用的手段是染色体显带技术，主要是 G 带技术，此外还包括 C 带、N 带、

G11 带等。

染色体病通常分为常染色体病和性染色体病两大类。发生在 1~22 对常染色体数目或结构异常者，称为常染色体疾病；发生在性染色体（X、Y）数目或结构异常者，称为性染色体疾病。

8. 常见的染色体异常有哪些？

染色体异常主要分为结构异常和数目异常。46 表示染色体的总数目，大于或小于 46 都属于染色体的数目异常。染色体结构异常包括易位、倒位、缺失等；染色体数目异常包括超雌综合征、特纳综合征、柯氏综合征等。

9. 染色体数目异常或结构异常会导致哪些情况出现？

现已发现人类染色体数目异常和结构畸变近万种，染色体病综合征 100 余个，其中除携带者和少数性染色体异常者外，常染色体病共同的临床表现为：先天性、非进行性的智力异常，生长发育迟缓，常伴有五官、四肢、内脏等方面的畸形。通过对流产、死产、新生儿、不孕不育人群和一般人群的调查表明，染色体异常占流产胚胎的 50%，占死产婴的 8‰，占新生儿死亡者的 6‰，占新生活婴的 5‰~10‰，占不孕不育人群 3%~5%，占一般人群的 5‰。

此外，染色体数目异常或结构异常可能引起流产、死胎、畸胎等不良孕产史的发生，不同的染色体异常，会导致不同的孕产结局。因此，有必要对有不良孕产史的夫妇进行染色体检查，明确是否存在遗传学病因，从而为临床相关诊断与治疗提供理论依据，并为再生育提供产前指导。

10．哪些情况需要进行染色体检查？

需要进行染色体检查的情况包括：①有不明原因复发性流产、死产、新生儿死亡或畸胎生育史等不良孕产史的夫妇；②原发不孕的夫妇、原发闭经和女性不孕症；③无精、少精、弱精、畸精症男性和男性不育症；④35 岁以上的高龄孕妇；⑤家庭中已有染色体异常或先天畸形的个体；⑥生长迟缓或伴有其他先天畸形者；⑦夫妇之一有染色体异常，如平衡易位、嵌合体等；⑧具有先天畸形者、疑为先天愚型的患儿及其父母；⑨原因不明的智力低下，伴有大耳、大睾丸和多动症者；⑩生长发育异常或有明显的智力发育不全者；⑪性发育不全或性畸形者。

11．什么是染色体多态现象？

染色体多态现象也称异态性，是指染色体结构或带型强度的微小变异，主要表现为同源染色体大小形态、带纹宽窄或着色强度等方面的变异，通常指 D/G 组染色体随体区变异（主要包括随体柄增大，双随体），Y 染色体的异染色质区增加以及 1、9、16 号染色体副缢痕增加或缺失等。

qh+，某条染色体长臂的异染色质区长度增加；qh−，某条染色体长臂的异染色质区长度减少；ph，某条染色体短臂出现异染色质区；qs，某条染色体长臂出现随体；ps，某条染色体短臂出现随体；pss，某条染色体短臂出现双随体；ps+，某条染色体短臂的随体长度增加；pstk+，某条染色体短臂的随体柄长度增加；cenh+，某条染色体的着丝粒异染色质区长度增加；inv（9）（p12q13），9 号染色体臂间倒位。

12. 如何正确理解染色体多态性?

传统观点认为,染色体多态现象属于正常变异,不引起表型异常,因而不具有临床病理意义。但近几年研究表明,染色体多态性与流产、胚胎停育、无精子、不孕不育等临床表现有一定关联。染色体多态性也许会在某些未被人类发现的层面微妙地影响人类的生育。

13. 染色体多态性携带者及家庭如何应对不明原因的自然流产?

理论上讲,染色体多态性不会影响携带者本人和家庭的生育力。但如果遇到 3 次及以上不明原因的生化妊娠、胚胎停育或流产,甚至有过不良生育史的家庭,若条件允许,应优先选择采用胚胎植入前遗传学诊断(PGD)助孕。选择该技术的原因并不是"多态性",而是为了提高临床妊娠率,降低再次发生生化妊娠、胚胎停育或流产的可能性。

14. 什么是染色体平衡易位? 平衡易位携带者对生育有什么影响?

两条或两条以上不同源染色体发生断裂,断裂片段发生相互交换(易位),这种易位一般没有遗传物质丢失或者丢失不多而未引起足够变化以使个体表型改变,临床上称这种染色体易位为平衡易位。

染色体的平衡易位无性别倾向,具有染色体平衡易位结构异常的个体称为染色体平衡易位携带者,这种易位造成了染色体遗传物质的"内部搬家"。但就一个细胞而言,染色体的总数未变,所含基因也未增减,所以，平衡易位携带者通常表型正常，外貌、智力和发育等通常都是正常的。但可将结构异常的染色体向子代传递，理论上，平衡易位可形成18种配子类型，其中1/18为正常配子，1/18为易位配子，余下为异常配子，可引起胎儿流产、死亡、新生儿死亡或出生畸形儿等。

在一般人群中，平衡易位占5‰（其中约有15%生育力降低），非平衡易位占0.5‰。非平衡易位由于遗传物质量的改变，通常引起严重疾病而夭折。平衡易位没有遗传物质量的改变，本人虽不表现畸形，但表现为不孕不育或反复流产。

15. 染色体平衡易位携带者生育正常胎儿的概率是多少？

父母之一是染色体平衡易位携带者可以生育正常胎儿，理论上出生正常胎儿的概率是1/18，出生染色体平衡易位携带者的概率是1/18，胚胎停育或流产的概率是16/18。

16. 什么是染色体倒位？染色体倒位患者对生育有什么影响？

染色体倒位是染色体畸变的一种类型，是染色体两次断裂形成的片段倒转180°后重接而成。染色体倒位携带者智力等与正常人无差别，原因是遗传物质没有明显丢失。倒位发生在同一臂内称为臂内倒位。倒位发生在长臂和短臂之间称臂间倒位。胚胎是否存活与染色体倒位的片段长短有关。倒位片段越短，重复和缺失的部分越长，配子和合子发育的可能性越小，临床表现为胚胎停育、反复流产。倒位片段越长，重复性和缺失部分越短，配子和合子发育的可能性越大，发生畸形儿的可能性大。

17. 9号染色体臂间倒位影响生育吗?

9号染色体臂间倒位分为多态性异常和非多态性异常。当染色体结果为 inv(9)(p12q13)时,认为该种异常属于多态性异常,国际上专家共识认为不会(增加)导致不良妊娠结局,不会给携带者造成健康问题,也不会降低携带者(家庭)的生育力。当断裂点位于9号染色体 p12q13 区域以外时,属于非多态性异常,会导致不良妊娠结局,携带者需借助 PGT 进行助孕。

18. 什么是染色体的罗伯逊易位?

D组(13、14、15号染色体)和G组(21、22号染色体)近端着丝粒染色体间通过着丝粒融合而成的特殊类型的易位,称之为罗伯逊易位。包括同源染色体罗伯逊易位和非同源染色体罗伯逊易位。

19. 罗伯逊易位携带者对生育有什么影响?

罗伯逊易位保留了两条染色体的整个长臂,只缺少两个短臂,由于D组(13、14、15号染色体)和G组(21、22号染色体)染色体短臂小,含基因少,所以这种易位携带者一般表型正常或无严重先天畸形,智力发育正常。罗伯逊易位可形成6种配子类型,其中1/6为正常配子,1/6为易位配子,余下为异常配子,其子代中可形成单体或三体,引起自然流产或出生畸形儿及智力发育迟缓患儿。

20. 染色体异常的患者能不能生育?

有的染色体异常的患者有一定生育能力,如 47,XXX 超雌患者,某些嵌合型染色体变异患者，如平衡易位和罗氏易位携带者，有一定的生育能力。此外，少部分 47, XXY 克氏综合征患者也可通过显微取精获得精子，行 ICSI 助孕。尽管如此，严重的染色体病患者，如大部分 47, XXY 克氏综合征、性反转综合征患者等，一般无生育能力。

染色体异常是基因发育的问题，是没有办法改变、不能治疗的。染色体异常的个体产生的精子或卵子有一部分是有基因缺陷的，形成异常胚胎的概率较正常人高。胚胎植入前遗传学诊断（PGD）可以通过染色体检查和基因筛查技术，选择正常的胚胎从而提高妊娠率，降低流产率。

21．胚胎停育和染色体畸变之间有什么关系？

连续 2 次自然流产之后，夫妻双方应做外周血染色体检查，以确认流产是否与染色体畸变有关。因为在孕早期停止发育的胚胎中，有染色体畸变者占 60%。有染色体畸变的胎儿大部分在 16 周内死亡。

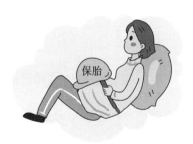

22．妻子早期流产、死胎或出生畸形儿，为什么夫妻双方都应做染色体检查？

妻子早孕流产、死胎或出生畸形儿，夫妻双方都必须做染色体检查，这是因为精卵结合形成胚胎的染色体一半来自母亲，另一半来自父亲，父母任何一方的染色体出现变异或异常都有可能传递给胎儿，导致流产、死胎或出生畸形儿，所以在一般情况下，不孕不育夫妻都要双方同时做染色体检查。

23. 外表正常，精子常规检查表现为弱精或少精的患者不必做染色体检查吗？

这种观点并不正确，这是因为染色体异常或变异的类型复杂、程度不一，临床情况相当复杂。部分染色体异常会影响精子生成，表现为弱精或少精。如果外表正常，精子常规检查仅表现为弱精或少精的患者不做染色体检查，那么某些嵌合型染色体异常患者或微小变异的染色体病患者可能被漏诊。

24. 继发不孕、继发不育患者不需要做染色体检查吗？

这种认识是片面的，因为染色体平衡易位和部分嵌合型染色体异常携带者有一定生育能力，有出生正常孩子的概率。继发不孕不育患者同样需要进行染色体检查。

25. 什么是嵌合型染色体异常？

一个个体内同时存在两种或两种以上核型的细胞系，这种个体称为嵌合体。如我们常见的特纳综合征，核型是 45, XO/46, XX，该女性个体既有 46, XX 的细胞系，又有 45, XO 的细胞系。该个体的表型与异常核型所占比率相关。若该个体含 46, XX 细胞株的比例高，患者的表型接近正常，生殖器官的发育情况亦比较好，身高接近正常，智力正常或接近正常；反之，患者含 45, XO 细胞株的比例高，那么患者的表型接近先天性卵巢发育不全综合征，生殖器官的发育情况亦比较差，个子矮，智力发育差。

26．什么是真两性畸形？

真两性畸形个体的染色体核型是 46, XX/46, XY 嵌合型。患者一侧有睾丸，一侧有卵巢，也可两侧都有卵巢、睾丸。一般输精管、输卵管均可发育。根据两型细胞（即 46, XX 细胞株和 46, XY 细胞株）的比例，外阴可有不同分化，但是，若为阴道可有阴蒂肥大，阴唇皮下有时有包块，阴毛呈女性分布；若有阴茎可有尿道下裂。患者外观为男性或女性，无胡须，无喉结，乳房发育，有月经或原发闭经。

27．染色体核型为 45, XO 说明什么？

染色体核型 45, XO（比正常女性少一条 X 染色体）。这是典型的先天性卵巢发育不全综合征，又称特纳综合征。临床表现为女性青春期外生殖器仍保持为幼稚型外阴、闭经、体型矮小、蹼颈、肘外翻等。

28．染色体核型为 47, XXX 说明什么？

染色体核型 47, XXX（比正常女性多了一条 X 染色体）。这是 XXX 综合征，又称超雌综合征或 X 三体综合征的染色体核型。表型大多数如正常女性，身体发育正常、有生育能力或稍差，仅少数表现为乳腺发育不良、卵巢功能异常、月经失调或闭经、不孕不育、智力发育迟缓，甚至精神异常。

29．染色体核型为 47, XXY 说明什么？

染色体核型 47, XXY（比正常男性多了一条 X 染色体）。这是 47,

XXY 综合征，又称克氏综合征或先天性睾丸发育不全综合征或称小睾症的染色体核型。

患者表型为男性，一般青春期后才出现症状。主要症状为智力基本正常或迟钝，身材高大，四肢细长。青春期后阴茎小，睾丸不发育，睾丸组织活检可见曲细精管萎缩，呈玻璃样变性，排列不规则，有大量间质细胞和支持细胞。胡须少、男性乳房发育，阴毛呈女性分布或稀少，无精或少精。

30．性染色体异常者有什么表现?

性染色体从胎儿时期就决定了个体的性分化、性成熟，性染色体异常影响患者的生殖器官发育、第二性征、身高、智力等。

31．X 染色体异常者有什么表现? 对生育有什么影响?

X 染色体异常的女性患者表现为原发闭经、月经不调、性器官发育差；造成生殖能力的下降甚至丧失，常见的有特纳综合征（45, XO）。

32．Y 染色体异常者有什么表现? 对生育有什么影响?

Y 染色体异常的男性患者表现为小睾症、无精子症、外生殖器发育差，甚至出现女性第二性征等，造成生殖能力的下降甚至丧失，常见的如克氏综合征（47, XXY）等。

33．夫妻染色体正常，为什么胚胎染色体异常?

男女双方检查染色体正常只是代表体细胞的染色体是正常的，并不能保证在形成精子和卵细胞的过程以及精卵结合形成受精卵的过程中不出现"意外"。当这个"意外"发生时会导致胚胎染色体异常。任何影响精子和卵细胞形成、运输以及结合形成受精卵的不利因素都可能导致胚胎染色体异常。

34. 母亲年龄与子代染色体病发生风险有什么关系？

研究发现，染色体疾病的发病率随孕妇年龄的增高而升高，女性超过 35 岁，生育染色体疾病患儿的风险会相应升高。其中唐氏综合征，即 21- 三体最常见，其他还常见于 18- 三体、13- 三体综合征等染色体异常胎儿。

35. 除夫妻双方染色体和母亲年龄外还有什么因素可导致胎儿染色体异常？

如果孕妇怀孕前由于肿瘤等疾病接受放疗、化疗，或受到环境中大量辐射，或孕前长期服用化疗药、免疫调节剂和一些抗病毒药物，都可能增加后代出现染色体异常的风险。如果夫妇中一方或双方存在染色体异常，后代出现异常的风险会增高。

36. 能避免生育染色体病患儿吗？

每对夫妻都有生育染色体病患儿的风险。即使没有家族遗传病史和明确的毒物、放射性物质接触史的夫妻也有可能生出患儿。染色体病的发生具有偶然性和随机性。这类疾病迄今为止尚无有效的治疗手段，最好通过植入前遗传学诊断、产前筛查和产前诊断来进行预防。

37．对于有生育要求的夫妇来说，染色体检查结果异常该怎么办？

如果染色体检查结果异常，就需要到遗传门诊做遗传咨询。如经咨询明确这种染色体异常会对生育造成影响，则可借助植入前遗传学诊断技术，排除染色体或相关基因异常的胚胎，只移植正常的胚胎，解决生育问题。

（张学红　许晓娟）

第三节　基因病

1．什么是基因？

带有遗传讯息的 DNA 片段称为基因。基因支持着生命的基本构造和功能。基因储存着生命的种族、血型、孕育、生长、凋亡等过程的全部信息。生物体的生、长、衰、病、老、死等一切生命现象都与基因有关，它是决定生命健康的内在因素。

2．什么是基因病？

泛指与基因及遗传相关的疾病，包括单基因病与多基因病。

3．什么是单基因遗传病？常见单基因遗传病有哪些？

单基因遗传病是指受一对等位基因控制的遗传病，有 6 600 多种，并且每年在以 10～50 种的速度递增，已经对人类健康构成了较大的威胁。基因的突变必将对个体的生命过程产生一定的影响。如果这种影响不是胚胎阶段致死性的，且其他基因的表达和环境因素不能补偿，这一基因突变则可能导致临床上常见的疾病。绝大多数的单基因病发生在婴幼、少年时期，青少年期后发病的单基因病不到 10%。约有 1% 的单基因病要到更年期或以后才发病。较常见的有红绿色盲、血友病、白化病等。

根据致病基因所在的染色体的不同，单基因遗传病的遗传方式可分为常染色体遗传和性染色体遗传。性染色体遗传又可分为 X 连锁遗传和 Y 连锁遗传。

单基因病的表达方式有两大类型，一种为引起疾病的突变基因即使在杂合状态下即可引起疾病，即两个等位基因的任何一个发生突变，即使另一个正常，亦可引起疾病，这种类型称为显性遗传。另一种类型为引起疾病的突变基因必须在纯合的状态下，才可引起疾病，即两个等位基因必须都发生突变，而不存在正常基因的情况下，才能引起疾病，这种类型称为隐性遗传。由于在男性 X 和 Y 染色体上的基因呈半合状态，任何一个基因突变均可导致正常基因功能的缺失，故与性染色体连锁的隐性遗传病在男性只需要单个突变即可致病。

4．常染色体显性遗传病是什么？

常染色体显性遗传病（autosomal dominant disease，AD）是指

致病基因位于常染色体上，且由单个等位基因突变即可引起疾病的遗传性疾病。在人类的单基因病中，一半以上的属于常染色体显性遗传病。

5．现已认识的常染色体显性遗传病有多少种？常见的有哪些？

目前已被认识的常染色体显性遗传病约有 4 458 种以上。男女发生机会相等，如比较常见有短指畸形、先天性肌强直、软骨营养不良、多指/趾、神经纤维瘤、马方综合征、多囊肾、遗传性神经性耳聋、过敏性鼻炎、牙齿肥大症、多胎妊娠及尿崩症等。

6．常染色体显性遗传病有哪些特点？发病风险有多高？

常染色体显性遗传病特点有：①只要体内有一个致病基因存在，就会发病。双亲之一是患者，就会遗传给他们的子女，子女中半数可能发病；若双亲都是患者，其子女有 3/4 的可能发病，若患者为致病基因的纯合体，子女全部发病。②此病与性别无关，男女发病的机会均等。③在一个患者的家族中，可以连续几代出现此病患者，但有时因内外环境的改变，致病基因的作用不一定表现（外显不全），一些本应发病的患者可以成为表型正常的致病基因携带者，而他们的子女仍有 1/2 的可能发病，出现隔代遗传。④无病的子女与正常人结婚，其后代一般不再有此病。

7．什么是常染色体隐性遗传病？

常染色体隐性遗传病属于单基因病，是由于常染色体上的一对基因异常造成的。

8. 现已认识的常染色体隐性遗传病有多少种？常见的有哪些？

现已认识的常染色体隐性遗传病达 1 730 种之多。男女发生机会相等，常见的有白化病、苯丙酮尿症、半乳糖血症、同型胱氨酸尿症、肝豆状核变性、先天性聋哑、小头畸形、多囊肾（婴儿型）、先天性肌弛缓等。

9. 常染色体隐性遗传病有哪些特点？发病风险有多高？

常染色体隐性遗传病的特点有：①患者的双亲往往无病，但都是致病基因携带者；②不是连续传代，即不代代传，是散发的；③如果是近亲婚配，子女中隐性遗传病的发病率比非近亲高出许多。

遗传风险预测：如果患者是纯合子，其父母往往表面正常，但再生一个孩子可能有 25% 的复发风险；如果夫妻一方患病而另一方完全正常，子女虽不会发病但却是致病基因携带者；如果夫妻一方患病而另一方是致病基因携带者，子女中有 1/2 发病，有 1/2 是致病基因携带者。

10. 什么是 X 连锁隐性遗传病？有哪些表现？

性连锁遗传病以隐性遗传病为多见。致病基因在 X 染色体上，性状是隐性的，女性大多只是携带者，这类女性携带者与正常男性婚配，子代中的男性有 1/2 的概率患病，女性不发病，但有 1/2 的概率是携带者。男性患者与正常女性婚配，子代中男性正常，女性都是携带者。因此 X 连锁隐性遗传在患病谱中常表现为女性携带，男性患病。男性的致病基因只能随着 X 染色体传给女儿，不能传给儿子，称为交叉遗传。

11．常见的 X 连锁遗传病有哪些？

常见的 X 连锁遗传病包括：①X 连锁显性遗传病：只要 1 条 X 染色体带有致病基因即可发病，如抗维生素 D 佝偻病、遗传性慢性肾炎、脂肪瘤等，约有 10 种疾病。②X 连锁隐性遗传病：基因位在 X 染色体上，因为男性只有 1 个 X 染色体，所以一定会发病；女性有 2 个 X 染色体，女性最多就是致病基因携带者，如血友病 A、假性肥大性肌营养不良症、蚕豆病、红绿色盲、先天性无丙种球蛋白血症。

12．血友病是如何遗传的？

血友病是典型的性连锁隐性遗传，表达凝血因子Ⅷ的基因位于 X 染色体。患病男性与正常女性婚配，子女中男性均正常，女性为携带者；正常男性与携带者女性婚配，子女中男性 50% 为患者、50% 正常，女性 50% 为携带者、50% 正常；患者男性与携带者女性婚配，所生男孩 50% 为患者、50% 正常，所生女孩 50% 为患者、50% 为携带者。约 30% 患者无家族史，其发病可能因基因新发突变所致。

13．蚕豆病是如何遗传的？

患者体内缺少葡萄糖 -6- 磷酸脱氢酶（G-6-PD），红细胞膜的稳定性差。进食蚕豆可引起一种急性溶血性贫血。G-6-PD 基因在 X 染色体上，男女之比约为 7∶1，患者大多为男性。常见于小儿，特别是 5 岁以下男童多见，约占 90%，常发生在蚕豆成熟的季节。

14. 红绿色盲是如何遗传的？

决定此病的红绿色盲基因是隐性的，位于 X 染色体。红绿色盲不能分辨红和绿这两种颜色，是一种先天性的色觉障碍病，属于 X 连锁的隐性遗传。如女性携带者和男性患者婚配，子代中的男性有 1/2 的概率患病，而女性可有 1/2 的概率患病及 1/2 概率为携带者。对身体健康影响不大，对日后的学习和工作产生一定影响。

15. 先天性无丙种球蛋白血症是如何遗传的？

该病是一种反复多发严重感染的遗传性疾病。只要男性的 X 染色体带有隐性致病基因，就会发病，表现为男性的发病率较女性高。在 X 连锁隐性遗传病中，男性患者的致病基因来源于母亲，将来只能传给女儿。女性患者的儿子则都是患者，表现为交叉遗传。

16. 什么是 Y 连锁遗传病？有哪些表现？

致病基因在 Y 染色体上，性状是隐性的 Y 连锁遗传病的特点是男性传递给儿子，女性不发病。因 Y 染色体上主要有男性决定因子方面的基因，其他基因很少，故 Y 连锁遗传病极少见。

17. 患有 X 连锁隐性遗传病及 Y 连锁遗传病的夫妇如何解决生育问题？

X 连锁隐性遗传病及 Y 连锁遗传病均有一定的性别限制，或者男性发病率高，或者只有男性发病，女性仅为致病基因携带者。因此患有此类遗传病的夫妇，可以接受"试管婴儿"技术治疗，应用胚胎植入前遗传学诊断技术选择生育女孩，不生男孩，或选择基因正常的胚胎，以保证孩子的健康。

18. 什么是多基因遗传病？常见多基因遗传病有哪些？

多基因遗传病是遗传信息通过两对以上致病基因的累积效应所致的遗传病，其遗传效应多受环境因素的影响。与单基因遗传病相比，多基因遗传病不是只由遗传因素决定，而是遗传因素与环境因素共同起作用。常见的多基因遗传病有高血压、冠心病、糖尿病以及先天畸形（唇腭裂、脊柱裂、无脑儿等）。

19. 多基因遗传病的再发风险怎么计算？

由于多基因遗传病的发病受遗传基础和环境因素的双重影响，遗传因素所起作用的大小称为遗传率，遗传率一般用百分率（％）来表示。在多基因遗传病中，遗传率高者可达 70％～80％，这表明遗传基础在决定一个个体是否易于患病上有重要作用，环境因素作用较小。相反，遗传率低者可低于 30％～40％，这表明遗传基础在决定一个个体是否易于患病上作用较小，环境因素对是否发病可能更为重要。所以多基因遗传病的再发风险的估计就取决于遗传基础和环境双重因素。

（张学红　许晓娟）

第四节 遗传咨询

1. 什么是遗传咨询?

遗传咨询是指由医生对患者本人或其家属就某种遗传病在家庭中的发生情况、再发风险、诊断和防治，进行一系列的交谈和讨论，使患者或其家属对该遗传病有全面的了解，选择最适当的决策。产前诊断则是在遗传咨询的基础上，通过各种检查手段，对高风险胎儿进行明确诊断，从而降低新生儿的出生缺陷率，提高优生质量和人口素质。

2. 什么情况下应该到医院进行遗传咨询?

出现以下情况应该到医院进行遗传咨询：①不明原因的反复流产、死胎、死产及不孕（育）夫妇；②已确诊或怀疑为遗传病的患者及其亲属；③怀疑与遗传有关的先天畸形、原发性智力障碍者；④易位染色体或致病基因携带者；⑤孕早期接触放射线、化学毒物、致畸药物或病原生物感染者；⑥性发育异常者；⑦连续发生不明原因疾病的家庭成员；⑧有遗传病家族史并拟结婚或生育者。

3. 遗传咨询有哪些内容?

遗传咨询是通过询问与检查，调查病史、家族史而绘制谱图，根据患者体征、实验室检查结果，确定遗传方式，然后再分析发病风险，并提出指导性意见。遗传咨询内容包括：①接触射线、某些化学药品是否会引起畸形；②某些遗传病的预防和治疗；③某些遗传病家族史是否会累及咨询者或子女；④对习惯性流产、多年不孕夫妇给予生育指导；⑤某种畸形是否可遗传；⑥放射线和其他化学品对胎儿的影响；⑦已生育遗传病患儿，再生育时是否会再生同样的患儿；⑧夫妇双方或家族有遗传病或先天畸形，他们的后代发病概率多大，能否预测。

4．导致男性生殖障碍的遗传因素有哪些？

导致男性生殖障碍的遗传因素有：①男性中 Klinefelter 综合征（克氏综合征）较常见，以睾丸发育障碍和不育为主要特征。克氏综合征患者比正常女性多一条 X 染色体，其染色体核型为：47，XXY。②外生殖器两性畸形者，对于外生殖器分化模糊，如阴茎伴尿道下裂，阴蒂肥大呈阴茎样，根据生殖器外观常难以正确决定性别的患者，通过性染色体的检查有助于明确诊断。根据染色体检查结果和临床其他检查，两性畸形可分为真两性畸形、假两性畸形、性逆转综合征等几种不同情况。③先天性多发性畸形，临床上以多发性畸形和智力低下为主要特征。④性情异常者，男性如有身材高大、性情凶猛和攻击性行为，可能为性染色体异常患者，如 XYY 综合征，染色体核型为 47，XYY，本病在男性中的发生率为 1/750。

5．多囊卵巢综合征与遗传有关吗？

多囊卵巢综合征的病因尚不清楚。一般认为与下丘脑－垂体－卵巢轴功能失常、肾上腺功能紊乱、遗传、代谢等因素有关。少数多囊卵巢综合征患者有性染色体或常染色体异常，有些有家族史。近来发现某些基因（如 *CYP11A*、胰岛素基因 *VNTR*）与多囊卵巢综合征发生有关，进一步肯定了遗传因素在多囊卵巢综合征发病中的作用。

6．卵巢早衰与遗传有关吗？

卵巢早衰是一种有多种病因的综合征，遗传因素在卵巢早衰中占主要地位。X 染色体的异常一直被认为是引起卵巢早衰的主要病因，包括特纳综合征、X 染色体微缺失、脆性 X 染色体综合征等。

7．胎儿先天性心脏病的发病情况如何？

据报道，先天性心脏病占我国出生婴儿的 8‰ ~ 12‰，其中复杂的、目前治疗手段尚不能达到良好治疗效果的或易出生后早期死亡的先天性心脏病约占 20%，是新生儿及儿童的主要死亡原因之一。

8．胎儿先天性心脏病的筛查与诊断有哪些方法？

B 超是筛查先天性心脏病的重要手段，且准确率很高。孕妇在怀孕 24 周之前就能查出胎儿是否有心脏方面的致命缺陷。正常情况下，孕妇在整个孕期要做 3~4 次 B 超。胎儿心脏超声探查的目的即是对这些复杂的、难治的、易出生死亡的胎儿心脏给予产前诊断，从而给临床提供及时正确的科学诊断依据，使胎儿出生前后得以及时诊治。

9．为检查胎儿先天缺陷应该做几次 B 超？

孕妇在怀孕 24 周之前就能查出胎儿是否有心脏方面的致命缺陷。在怀孕 11 ~ 13 周时，做一次 NT 检查，诊断染色体疾病和多种原因造成的胎儿异常。在怀孕 22 ~ 24 周时，做一次系统畸形及先天性心脏病的彩超检查，除了能发现脑积水、脊柱裂、胎儿肢体畸形等问题外，这时胎儿的生长达到一定水平，心脏显示的图像最佳，是做先天性心脏病检查的最佳时期，对胎儿单心室、大血管异常、房室瓣畸形、主动脉闭锁、肺动脉闭锁等严重的先天性心脏病都能作出早期诊断。

10. 染色体 22q11 微缺失与先天性心脏病有什么关系？

22q11 微缺失综合征是指由人类染色体 22q11.21-22q11.23 区域杂合性缺失引起的一类临床综合征，是人类最常见的微缺失综合征。心脏畸形是 22q11DS 最常见的临床表现，统计显示 22q11DS 患者中有先天性心血管畸形的比例在 74%～80%。心脏最常见的畸形有法洛四联症、室间隔缺损、先天性主动脉弓离断 B 型、肺动脉瓣狭窄／闭锁、共同动脉干等。

11. 先天性神经管缺陷的预防措施有哪些？

神经管是胎儿的中枢神经系统，神经管缺陷，又称神经管畸形，是神经管发育异常引起的出生缺陷，包括无脑儿、脊柱裂、脑脊膜膨出或脑脊膜脑膨出。神经管畸形的一个重要因素是在怀孕期间缺乏叶酸。孕前 3～6 个月及怀孕后服用 3～6 个月叶酸可有效预防神经管缺陷的发生。

12. 男孩易得遗传病，还是女孩易得遗传病？

这要看是什么遗传病。如果致病基因在常染色体（不决定性别的染色体）上，男孩、女孩患病机会相等。如致病基因在性染色体（决定性别的染色体）上，则男女发病机会就不同。如致病基因在 X 染色体上，则女孩多为携带者，而男孩多为患病者。

13．什么是先天畸形？

出生时就有的畸形称先天畸形，如先天性心脏病、多指／趾、并指／趾等。先天畸形不一定都是遗传病，但是遗传病大部分有先天畸形。

14．什么是近亲结婚？哪种情况才不算近亲结婚？

有血缘关系的男女婚配，称近亲结婚，如姑表亲、姨表亲等。近亲结婚的害处是由于来自同一血缘，有相同致病基因的机会较多，使隐性遗传病发病率增高，所以要禁止近亲结婚。一般同一祖先下出五代后可视一般社会成员看待，不称近亲。

15．我们夫妻俩都正常，我们的父母亲也正常，为什么医生说我的小孩得的是遗传病？

有两种情况：一种情况是，您的祖祖辈辈确实无遗传病，但到孩子这一代，可能由于环境因素中有某种原因使他发生了基因突变，成了新发的病例；另一种情况是，您虽然没有疾病表现，但您的基因已经发生了改变，是遗传病基因携带者。如果与您婚配的人也具有与您相同基因的改变，则可能同时将这种致病基因传递给孩子，孩子就会成为患者，如白化病就属于这种遗传病。我们称之为隐性遗传病。禁止直系血亲和三代以内的旁系血亲婚配，就是为了预防隐性遗传病的发生。

16．什么是唐氏综合征?

唐氏综合征是染色体病。患者较正常人多一条 21 号染色体，主要表现有短脸、眼距宽、塌鼻梁、通贯掌、草鞋足等。患者智力低下，不能成为正常劳动力。

17．夫妇双方都正常，也没有家族史，即使唐氏综合征筛查高风险也不会生出唐氏儿吗?

唐氏综合征是一个在正常人群中随机散发的染色体病，只有 3%～5% 的唐氏儿与遗传有关，即夫妇有一方是染色体平衡易位携带者，可以导致 21- 三体综合征的胎儿出生。其余 95%～97% 21- 三体综合征的胎儿，其父母染色体均是正常的。

18．羊膜腔穿刺显示胎儿染色体正常，胎儿一定是正常的吗?

不一定。有一些胎儿由于其他原因或不明原因会有各种畸形，如先天性心脏病、消化道畸形等，只能通过 B 超诊断。所以染色体正常的胎儿还必须进行系统超声检查。

19．唐氏筛查如果提示 21- 三体高风险时该怎么办?

唐氏筛查报告单提示 21- 三体高风险，孕早期可通过绒毛取样，孕中期可通过羊膜腔穿刺抽取羊水，明确胎儿的核型，进行产前诊断。目前 21- 三体综合征无有效治疗手段。一旦确诊胎儿为 21- 三体综合征，需进行引产。

20．做了产前筛查，又做了产前诊断，结果都正常，能保证生育的小孩一切都正常吗？

产前筛查和产前诊断可有效减少出生缺陷的发生。但目前产前筛查项目针对的出生缺陷病种是有限的，只能发现筛查疾病的高危人群。产前诊断是针对性很强的宫内诊断，不可能囊括所有的出生缺陷。此外，在产前筛查或产前诊断之后，环境影响、孕妇健康等因素仍能造成出生缺陷。因此，尚不能依靠现有的产前筛查或产前诊断来发现所有的出生缺陷。

21．什么是产前诊断?

产前诊断是指在出生前对胚胎或胎儿的发育状态、是否患有疾病等方面进行检测诊断。从而掌握先机，对可治性疾病，选择适当时机进行宫内治疗；对于不可治疗性疾病，能够做到知情选择，是现代医学预防出生缺陷的重要措施。

22．哪些情况需要进行产前诊断?

孕妇有下列情形之一的，应当建议其进行产前诊断：①羊水过多或者过少的；②胎儿发育异常或者胎儿有可疑畸形的；③孕早期时接触过可能导致胎儿先天缺陷的物质的；④有遗传病家族史或者曾经分娩过先天性严重缺陷婴儿的；⑤年龄超过 35 周岁的；⑥孕早/中期血清筛查阳性的孕妇需产前诊断；⑦夫妇一方为染色体异常或曾生育过染色体病患儿、不良生育史者（包括多次流产史、有死胎、死产史等）；⑧近亲婚配者；⑨夫妻一方有先天性代谢疾病；⑩疑为宫内感染（如弓形虫、巨细胞病毒、风疹病毒、单纯疱疹病毒感染等）者。

23．产前诊断可诊断出哪些疾病?

现有方法可诊断的出生缺陷有以下几类：①高分辨率的 B 超可诊断出较大的结构异常，如无脑儿、内脏外翻、多囊肾、先天性心脏病等；②羊水培养可诊断出染色体数目异常和明显的结构异常，如唐氏综合征等；③基因诊断可诊断出部分单基因病，如慢性进行性肌营养不良、苯丙酮尿症等。

24．产前诊断的最佳时间是什么时候?

孕前最佳时间是在胚胎期进行植入前遗传学诊断，羊水诊断的最佳时期是怀孕 4.5～5.5 个月，绒毛诊断最佳时期在孕 50～70 天，用脐血做产前诊断则在孕 20 周以后。

（张学红　许晓娟）

第九章　产前筛查与产前诊断

1．什么是产前筛查？

通过经济、简便和无创伤的检测方法从孕妇中发现怀有某些先天缺陷儿的高危孕妇以便进一步明确诊断，最大限度地减少异常胎儿的出生率。

2．什么人群需要做产前筛查？

所有胎儿都存在发生唐氏综合征和神经管畸形的风险，因此，建议所有的孕妇都做产前筛查。

3．目前我国开展的产前筛查针对哪些疾病？

目前我国开展的产前筛查，主要是针对 21- 三体综合征、18- 三体综合征、13- 三体综合征和神经管畸形等。

4．什么是唐氏筛查？

唐氏筛查一般在孕 16～20 周进行，唐氏筛查是筛查胎儿是否存在 21- 三体综合征、18- 三体综合征和 13- 三体综合征的高风险。如果显示有高风险，则需要做产前诊断，明确胎儿是否患有以上染色体疾病。

5. 什么是胎儿染色体异常筛查？

胎儿染色体异常筛查主要通过孕妇血清标志物、胎儿体表及重要脏器超声筛查发现高风险孕妇，以便进行后续的诊断性检查。

6. 什么是无创产前筛查？

无创产前筛查是通过对孕妇血浆中的游离 DNA 进行高通量测序，从而对染色体异常胎儿进行筛查的一项技术。孕妇血浆中的游离 DNA 是一组混合 DNA，孕 10 周后，其中 3%～13% 的 DNA 来自于胎儿。

7. 无创产前筛查适用于哪些孕妇？

无创产前筛查仅能筛出三体综合征及性染色体异常，适用人群包括：35 岁及以上高龄孕妇、超声筛查高危孕妇、有染色体异常婴儿孕产史的孕妇、有染色体异常家族史的孕妇以及血清筛查高危的孕妇。需注意的是无创产前筛查仍然是一种筛查方法，不能取代诊断性实验。

8. 胎儿染色体异常筛查在什么时候进行？

孕早期筛查：在 11～13 周 $^{+6}$ 进行，主要是妊娠相关血浆蛋白 A（pregnancy associated plasma protein A，PAPP-A）和 β-hCG 两种血清标志物联合应用的二联筛查方法及胎儿颈项透明层（nuchal translucency，NT）厚度测定。

孕中期筛查：在 15～20 周 $^{+6}$ 进行，主要有甲胎蛋白（alpha-fetoprotein，AFP）、β-hCG 和 μE3 三种血清标志物联合应用的三联筛查方法及 AFP、β-hCG、μE3 和 Inhibin-A 四种血清标志物联合应用的四联筛查方法。

9．产前筛查和诊断技术有哪些？

产前筛查和诊断技术包括：①植入前诊断；②羊膜腔穿刺术；③绒毛取材术；④经皮脐血管穿刺术；⑤胎儿镜。

10．胚胎植入前遗传学检测可以帮助哪些人？

胚胎植入前遗传学检测可以帮助：①夫妇双方均为同一常染色体隐性疾病的致病基因携带者；②夫妇中一方为常染色体显性疾病的患者；③女方为 X 连锁疾病的携带者；④夫妇一方甚至双方为染色体易位、倒位携带者；⑤双方染色体正常，但多次自然流产，并且流产物检测有染色体非整倍体者。

11．羊膜腔穿刺适用于哪些孕妇？

羊膜腔穿刺适用于：①≥35 岁以上高龄孕妇；②夫妇一方曾有染色体异常或先天性代谢障碍家族史、性连锁遗传病携带者；③孕妇曾生育过染色体异常患儿或单基因遗传代谢性疾病；④ 21- 三体、18- 三体产前筛查高风险者；⑤其他需要抽取羊水标本的情况。

12．羊膜腔穿刺一般什么时候进行？有何意义？

一般在 16～22 周时进行，此时羊水中活细胞比例比较高。抽取羊水主要是分析胎儿的染色体组成，其中最重要且最常见的就是唐氏综合征。有些单基因疾病，如乙型地中海贫血、血友病等，也可以通过检验羊水细胞内的基因（DNA 组成）得到诊断。

13．羊膜腔穿刺需要局部麻醉吗？

羊膜腔穿刺只是经过皮肤、肌肉层进入到羊膜腔，不需局部麻醉。孕中期使用麻药对胎儿有潜在的风险。

14．羊膜腔穿刺有什么风险？会造成胎儿畸形吗？

羊水穿刺是有创操作，有一定风险，可能导致流产、宫内感染，甚至胎死宫内，且羊水细胞不易培养、检测周期长、费力，检测结果的可靠性很大程度上取决于操作者的经验和技术，所以不适用于常规筛选。羊膜腔穿刺时胎儿的器官、肢体都已发育完成，羊膜腔穿刺本身不会造成胎儿畸形。

15．绒毛活检适用于哪些孕妇？

绒毛活检适用于：①高龄孕妇；②超声发现胎儿 NT 增厚或明显的结构异常；③既往生育过染色体异常的胎儿、不明原因的畸形儿、不明原因的死胎、多次流产史的孕妇；④父母有一方染色体异常；⑤母亲孕早期血清筛查异常。

16．绒毛活检在何时进行？

一般都是在怀孕 11～12 周进行。

17．脐静脉穿刺在何时进行？

脐静脉穿刺检查一般在 26～30 周进行。

18．什么是胎儿颈后透明带（NT）？

胎儿颈后透明带（NT）指的是胎儿颈后皮下组织液内液体积聚的厚度，反映在超声声像图上，即为胎儿颈椎水平矢状切面上测量颈后皮肤至皮下软组织之间无回声层的最大厚度。

19．检查胎儿颈后透明带的最佳时间是什么时候？

颈后透明带（NT）的变化与孕周密切相关，规定测量其厚度的时间也很严格，需要在孕 11～13 周 $^{+6}$ 进行。

20．检测胎儿颈后透明带有何意义？

颈后透明带（NT）检查是在孕早期发现胎儿异常的一种有效的影像学方法。厚度增加，发生胎儿异常的可能性也增加。NT 增厚越明显，胎儿异常机会就越高，异常程度也越严重。然而，即使 NT 值正常，也不能说明胎儿没有问题。

（马晓玲　许晓娟）